赵凤林医案医话

赵婧 赵铮 著 赵凤林 主审

同济大学出版社·上海

图书在版编目（CIP）数据

赵凤林医案医话 / 赵婧，赵铮著 . —— 上海：同济大学出版社，2023.3
ISBN 978-7-5765-0656-3

Ⅰ . ①赵… Ⅱ . ①赵… ②赵… Ⅲ . ①医案—汇编—中国—现代②医话—汇编—中国—现代 Ⅳ . ① R249.7

中国国家版本馆 CIP 数据核字（2023）第 014364 号

赵凤林医案医话

赵　婧　赵　铮　著　　赵凤林　主审

责任编辑　　罗　琳
助理编辑　　朱涧超
责任校对　　徐逢乔
封面设计　　陈益平
内文排版　　朱丹天

出版发行　　同济大学出版社　www.tongjipress.com.cn
　　　　　　（地址：上海市四平路 1239 号　邮编：200092　电话：021-65985622）
经　　销　　全国各地新华书店
印　　刷　　苏州市古得堡数码印刷有限公司
开　　本　　889mm×1194mm　1/32
印　　张　　4.125
字　　数　　111 000
版　　次　　2023 年 3 月 第 1 版
印　　次　　2023 年 3 月 第 1 次印刷
书　　号　　ISBN 978-7-5765-0656-3
定　　价　　55.00 元

序

　　中华文明拥有 5000 年的历史，源远流长。对于传统文化中的精华部分，我们应充分承袭。中医学有着前人留下的大量临床宝贵经验，需要后人总结和整理，方可传之于后，不断传承，发展中医事业。这些基于临床经验的中医医案是对中医基础理论实践后的真实记录，是医家前辈们为后辈学习提供的宝贵财富，对学习中医理论具有十分重要的作用。通过对医案的学习，学习者能充分了解疾病诊疗的经验与心得，深化对中医基础理论的理解，并在学习中感受医德医风。

　　赵婧是我的博士，留在我身边学习工作已近 15 年，勤奋进取、谦虚好学，深受同道的认可和患者的好评。她的父亲赵凤林先生，是陕西省名中医赵氏医苑第五代传承人，行医 40 余载，临床经验丰富，疗疾神效，在陕西中医界颇有影响。他医术精湛，济世医人，竭所学之技能，解患者之痛苦；集家传和自身临床经验为患者服务。赵凤林先生每次到沪，均来我处，与我谈论医道，谈中医的发展。《赵凤林医案医话》是赵婧系统总结的父亲赵凤林先生 40 余年的临床经验与理论研究，也是陕西省中医世家"赵氏医苑"经验传承的一部分。值此书即将付梓之际，爱徒赵婧送来书稿，先睹为快。

我有感于她从医以来刻苦钻研、努力上进的精神，也有感于她的父亲赵凤林先生乃至陕西中医世家赵氏家族对中医事业的世代传承、不断奉献的热情，随笔撰文，加以鼓励，是以为序。

2022 年 9 月

前言

　　中医医案是各医家以医学理论进行实践之后得到的案例，是医家根据诊治经验对病证过程、发展以及治疗手法的真实记录，记载着医家对某一疾病的辨证分析、用药研究以及用药过程。医案对于中医发展有重要作用，它蕴含着丰富的诊疗信息和巨大的文化魅力，为后人提供了宝贵的经验与心得，对于后世具有极强的借鉴作用，是中医学习的重要素材。在中医的学习中，注重医案的学习与分析，能深刻理解相关病证的临床用药与治疗，有效提升医疗质量。

　　赵氏医苑自先辈赵铎先生创门至今，已经走过 200 多个春秋，医术相传已经历六世，祖祖辈辈以济世为业，活人无数。我成长于诊室药房之间，在浓厚的中医氛围中，观祖父赵怀德先生、父亲赵凤林先生尽全力换取苍生安泰，也看到患者对祖辈父辈的爱戴与尊敬。作为一个传承者，我不敢懈怠，希望能通过努力，支撑家学，将赵氏中医世家的经验继承并发扬，为祖国中医事业的发展贡献自己的绵薄之力。为此，我将家父 40 多年来治疗的典型医案进行归纳整理，其中每一个医案均是父亲精挑细选，非常具有代表性，蕴含着我们家族独特的用药经验和学术思想。在编写整理过程中，我看到了父亲作为中医人对自己专业的无限热爱，他那扎实的专业功底，师古不泥古的治病思路，作为医者严谨细致、洞察入微的工作作风，令我无比敬佩。在按语的书写上我也是反复和父亲交流，既要体现中医理论，方便读者理解，又要体现辨证用药思路，方便读者临床应用，以期为中医工作者提高临床疗效提供一定的借鉴。

赵婧

2022 年 10 月

作者简介

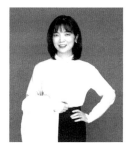

赵婧，海军军医大学第二附属医院（上海长征医院）中医科，医学博士，副主任医师、副教授。中央军委健康教育专家，中国中西医结合学会妇产科分会青年委员，上海市中西医结合学会不孕不育专委会常务委员，世界中医药学会联合会乳腺病专业委员会理事，上海市抗癌协会传统医学专业委员会青年委员。

荣立军队个人三等功1次；获全国医学高等院校教学比赛一等奖、海军院校教学比赛二等奖；获海军军医大学"A级优秀教员"、长征医院"优秀青年榜样"等光荣称号。

赵婧出身中医世家，为赵氏医苑第六代传承人，非物质文化遗产"一笔消膏"传承人，形成了以中医药治疗乳腺疾病及生殖内分泌相关妇科疾病为专长的诊疗特色。2019年作为军队脱贫攻坚优秀代表，带领长征第18批医疗队前往宁夏西吉医疗帮扶，先进事迹被《解放日报》《人民海军报》等多家媒体报道。主持及承担国家自然科学基金、军队及省部级课题10余项；获国家发明专利1项。作为第一作者及通信作者发表学术论文20余篇，主编专著2部。

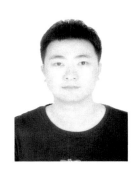

赵铮，男，本科学历，毕业于陕西中医药大学。现就职于宝鸡市凤翔区医院。非物质文化遗产"一笔消膏"传承人、赵氏医苑第六代传承人之一。在核心期刊发表《赵氏中医外科内外结合治疗乳腺疾病思路探究》《赵凤林主任医师治疗斑秃经验》等论文3篇，现正为祖国中医事业的传承发扬发奋图强。

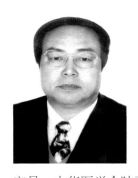

赵凤林，男，主任医师，1953年7月出生，陕西凤翔县（现凤翔区）人。幼承庭训，家学渊博，为陕西省名老中医赵怀德中医世家第五代传人。中国李时珍研究所研究员，全国孙思邈研究会研究员，中国华佗医药研究会研究员，陕西省中医药研究院特邀研究员，全国中医世家研究会常务理事，陕西西京中医药研究院研究员，中华医学会陕西医史分会委员、陕西皮肤研究分会常务委员，全国孙思邈研究会陕西分会委员，陕西省名医研究会常务理事，陕西省宝鸡市五一劳动奖章获得者，宝鸡市十佳标兵，宝鸡市政协第七届、八届、十届、十一届政协委员，民革宝鸡市委员会委员，民革凤翔总支主任委员，陕西省民革九大、十大、十一大代表，宝鸡市有突出贡献的专业人才，凤翔县政协第十届、十一届副主席。荣获全国"十五"期间有突出贡献的专家称号，获陕西省自学成才三等奖，获自学成才先进个人，民革中央社会化服务先进个人，民革陕西省委优秀工作者，民革陕西省委抗震救灾先进个人，宝鸡市"三五人才"，宝鸡市优秀工作者等多种荣誉称号，连续 10 年获评凤翔县十佳医生。

从事中医内科疑难杂症及中医外科皮肤病临床医疗、教学、研究 40 多年，多次参加国际国内中医药学术大会，承担及完成省、市、县课题 11 项，获省市县科技进步奖 8 项。主持陕西省项目"还原长寿酒"（2000KX5.7）临床研究；主持宝鸡市科委项目"宝鸡地区中医药学术经验整理与研究"（98K4.7）；主编《赵怀德中医世家经验辑》《古今医案——热性病》《缅怀医贤赵怀德》《中医杂症心悟》等医学著作 20 余部，发表学术论文 100 余篇。其中《珍珠五白乳治疗颜面色素病 500 例》获世界保健医学大会金奖；《中医治疗血管瘤 200 例》获世界华佗杯论文比赛一等奖；研究的"珍珠乳膏"获 1996 年国际保健医药科技研讨会新药品展示会金奖。

从医 40 多年来，精通中医理论，崇尚实践，临床经验丰富，擅长疑难杂病和皮肤病的治疗，具有较高的专业理论知识和科研水平，擅长白血病、再生障碍性贫血、硬皮病、红斑狼疮、颜面色素病、骨与关节结核、骨髓炎等多种疾病的治疗，疗效显著，对于内科的疑难杂病辨证清晰，取法审慎，用药效果良好，受到广大患者的爱戴和尊重。累计接诊患者 300 多万人次，抢救危重患者 5 000 多人次，扶贫下乡义诊 100 多次，咨询信件诊病 10 000 多人次，收到患者的感谢信上千封，各类锦旗、牌匾 100 多面，事迹和业绩被《陕西日报》《陕西各界导报》《宝鸡日报》《慈善公益报》等多种媒体报道。

目　录

上篇　医苑传承

一世鼻祖赵铎

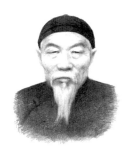

　　追溯赵氏"济世医苑"的家传源头，要从其开山鼻祖赵铎说起，流传至今，已经整整相传了六代。一世鼻祖赵铎，生于清朝嘉庆五年（公元 1800 年），卒于同治三年（公元 1864 年）。《凤翔县志》记载："赵铎身高八尺，威猛好武，善养生之道，一生精研岐黄之术，尤其以仲景《伤寒杂病论》为甚。"曾经亲笔恭抄《伤寒杂病论》一书，至今还保留在家中，赵家历代传人均将其视为传家之宝，珍爱有加。关于赵铎老先生之医林轶事及掌故，因为年代久远，现在也只能根据其后人的心传口授而略述一二，以作所存。

一、求本溯源，探微索奥

　　据传，先祖赵铎学习岐黄之术，既无家传又无师承，完全是靠他艰苦勤奋自学而成，这可能是因为当时文人求官不成则转而业医之故吧。自古就有"不为良相，必为良医"之说，赵铎所业，就是这种"济世活人"的行业。大家知道，祖国医学源远流长，从秦汉之时开始，发展到清朝时期，上下两千年，历代名医辈出，各种医书汗牛充栋，这就为赵铎刻苦自学提供了基本条件。学习医学，一定要溯本穷源，绝不可舍本而求末。"书山有路勤为径，学海无涯苦作舟"，古人的这两句话也正是赵铎医学生涯的真实写照。为了打好扎实的中医功底，赵铎采取了从源到流、从方到药的自学方法，先从攻读中医经典著作开始，逐书、逐篇、逐节、逐句背诵和理解，从而打下了坚实的中医理论基础。然后再继续研习历代各家之学术特色和独特见解，全面了解各自的发展概况，从而达到了事半功倍的自学效果。在赵铎求学的初期，所涉猎的书较多，然在后来的学习过程中，他对医圣张仲景的《伤寒杂病论》及《金匮要略》二书，领悟更深，细作揣摩，悉心研读，以至于出口成章、言句成诵，此种学习情形在当地一直传为佳话。赵铎一生，酷爱学习，白首之年，亦未释卷。他在学习中以勤为特点，脑勤、口勤、笔勤，留下了不少著述、墨迹，从而成为赵氏家族颇为荣耀的"资本"。

二、首创诊寓，济世活人

根据《凤翔县志》所述，赵铎经过十个春秋的潜心学习，在医学上终有所成，学宗医圣，善用经方，悬壶不久，即名扬乡里。为了更直接地解除众多患者的病苦，他创办赵氏"济世堂诊寓"，凡是家族、乡里患者感到不适，他即想方设法予以诊疗，尽快解除病家之疾苦。久而久之，周围地区的不少患者，也都络绎不绝地慕名前来求治。赵铎总以药王孙思邈在《千金方》中的为医教诲作为指针，对病家从不拒绝，任劳任怨，尽心尽力地给予诊疗。

由于他诊病准确，用药独特，因而治疗效果明显高于一般医生，逐渐声名鹊起，享誉一方。

在赵铎的为医生涯中，大概有两件济世活人的典型事件值得记颂。其一是在嘉庆年间，陕西关中地区伤寒流行，疫情非常严重，由于当时治病、防疫的水平有限，尚无得力方法普救众生，在短短的时间里，病民如蚁，死者甚众，难计其数。面对如此残酷的病魔，赵铎和他的"济世堂诊寓"在当时发挥了可贵的作用，他灵活运用中医中药这一治病工具，按照辨证施治的基本规则，结合疫病的流行特点和发病机理，大胆处方用药、群防群治，不但挽救了不少病家的生命，也保住了众多乡民的健康。赵铎利用自己的特长，四处奔走，一心赴救，为人民群众的身体健康呕心沥血。疫情过后，众乡亲为了感谢其德，特敬来"苍生大医"之匾牌。后匾牌惜被烧毁，然其济世活人之功名却永远留在我们的心中。

另外一件值得记述的事则是宝鸡县令身患重病而被赵铎救治的往事。这件事发生在清朝同治初年，时任宝鸡县县令陈某突患乳蛾病，咽喉肿胀疼痛，水米难下，已延数日而病不见轻，求遍宝鸡四方名医而束手无策，诸药无功，生命危在旦夕。此时赵铎已年过花甲，但其医名如雷贯耳，宝刀不老。他不但精于伤寒、温病的诊疗，而且对内外科疾病亦有独特之处，尤其在外科方面，善用针砭排脓疗疾。赵铎诊毕，向其家属索来一叶扁刀，在火焰上烧了烧，令患者张大嘴巴，在周围人的帮助下，赵铎直接用刀刺破乳蛾，霎时脓血如注，盈口而出，少顷便倒掉了几大碗，县令长长地出了一口气，言欲进食，已见生机。随后又给患者配吹喉散剂，再嘱其服用验方"玉枢丹"，调治数日而得愈。赵铎济世活人的高超医术，于此可见一斑。

三、贫富同视，乐善好施

对于任何一位有医德的医生来说，在他的眼中只有患者的不同，而没有穷人、富人的区别，这一点也正是赵铎的行医准则。在他济世活人的生涯中，从不根据病家的贫富、贵贱而区别对待，对前来求诊之人总是同等对待，态度和蔼，诊病仔细、下药准确，忧患者之所忧，苦患者之所苦，重义轻财，一心赴救，乐善好施。

岐黄之术乃仁义之术，无德之人绝不能成为众人齐颂的"大医"。赵铎所生活的那个旧社会，人们的生活水平不高，卫生条件差，多发癣病、鼓胀、消渴和皮肤病等，一旦患上这些病，许多人家为了治病卖房卖地、卖儿卖女。赵铎生活于乡间，在为患者治病的过程中目睹这些惨况，深知贫苦人看病之不易，尽可能减轻患者的花费，对于实在吃不起药的人，常常赠医赠药，其慈悲善心，在当地口碑远扬。除此之外，大凡乡里举办公益性事情，他都在力所能及的情况下慷慨相助，这也是一世鼻祖赵铎的美德体现。

二世医哲赵蔚春

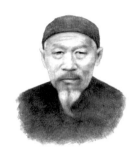

二世医哲赵蔚春，生于清朝道光二十一年（公元 1841 年），为赵氏"济世堂诊寓"的二代传人。他自幼聪颖，及长便可熟读诗书，后又从师就读，苦学六载，博览诸子百家，熟知四书五经，求学结束后又从父学医，耳濡目染十余载。由于其父赵铎乃西岐名医，治学严谨，教子有方，加之赵蔚春自己的勤奋努力，经过十几个春秋的潜心学习，尽得其父赵铎之诊疗要法。青年之时，赵蔚春即悬壶乡里，尤其在儿科方面颇有专长，以善治天花、麻疹而名噪一方。特别值得一提的是，赵蔚春在业医过程中，乐于笔耕，经常把自己的诊疗心得及时记录下来，因而给后代留下了不少笔墨，如《天花麻疹治疗撮要》及许多医案医话等文稿。

一、继承祖业，立志学医

赵蔚春出身于医生家庭，深受其父的影响，在继承父亲赵铎治疗内科、外科疾病经验的基础上，尤潜心于对儿科疾病的诊疗，经验颇为丰富。赵蔚春临诊之际，不但诊疗仔细，而且对患者特别耐心，视患者如亲人，所以业医不长时间，便深得乡邻信赖，请其诊疗者日益增多，诊务大旺。他深知自己学业初成，根基尚浅，为了不负其父与众乡亲之厚望，长期坚持白天执业、夜间苦读的良好习惯，反复研习《伤寒论》《金匮要略》《药性赋》《医方集解》等中医经典，从中受益匪浅。

自古以来，医学与文学就是密不可分的。中医古籍文深语奥，每遇难解之处，赵蔚春总是四处求教，不耻下问。他也经常向精于医文之人请教，以求指点迷津。据祖辈相传，他酷爱读书，乐于记诵，每值炎暑时节，人们都静居凉处以避暑，而他秉烛坐于帐中，潜心苦读，时常通宵达旦，令众人赞叹不已！如此历经三秋，先将古代医家所载的名方吃透，然后再与白天所诊治患者的处方相对照。反复悟会，终于在学业上突飞猛进，也为其日后专攻儿科临床诊疗打下了坚实的基础。

二、精研麻疹，闻名遐迩

麻、痘、惊、疳号称中医儿科四大难症，自从赵蔚春专攻儿科疾病以后，对麻疹一病尤有造诣，且有许多独到之处。当时广大城乡卫生、防疫知识尚未普及，天花、麻疹等流行性疾病经常肆虐。每当麻疹流行之时，传染甚速，婴幼儿染病率及死亡率均较高。婴孩亡故，全家哀嚎，悲惨情形深深地刺痛了赵蔚春的心。为了拯救生灵，发扬家学，他针对这种情况调整了自己的治疗重点，遂又博览儿科诸多著作，开始致力于麻疹一病的专门研究。

赵蔚春通过长时间的研究后认为，麻疹与痘，并症同源，内有火毒，复受时邪之气，每当小儿生长发育到一定时期，内外之毒相击，则会发为麻疹。他认为麻疹的发病关键，其本在肾，其标在肺，因此麻疹之毒，应属阳热火毒，轻清而上浮，发作时常连血鼓动而上，故其色泽鲜红而无脓疮，内毒自肾上达于肺，而肺主皮毛，所以麻疹以面部、手背多发者为顺证。如果头面部未见疹点，反见阴面疹色紫暗不活、咽喉肿痛、烦躁不安、大便不畅、小便不通者则多为麻疹逆证；口干舌燥、声音嘶哑、双目上翻、大便脓血、疹中挟斑者则病势笃重；如见麻疹出后、疹形干枯、色黑如煤、一出即没、毒气内返、舌唇俱黑、鼻翼煽动、目光呆滞、抽搐不止、大便色黑者，此乃麻疹之危症。只有辨别仔细、反复诊察，才能分清缓急，做到胸有成竹，心中有数。

在麻疹的治疗方面，赵蔚春师古而不泥古，特别重视麻疹患儿在发热、出疹和疹退三个阶段的综合治疗。他提出麻疹的治疗和用药，当以出疹部位、多少、色泽、态势为辨治眼目，分别拟定了以透疹汤为基本方的八个系列方剂，贯穿运用于麻疹出没的各个阶段。在具体用药方面，赵蔚春指出，疾病始终应选用轻清宣透、养血清热之味。消除麻毒固然重要，但苦寒之品最易遏伤正气；扶正保元固然重要，但切勿滞其毒邪；宣表透疹绝不可大汗大散。在这些学术思想的指导下，赵蔚春在当时用中医中药挽救了无数婴孩的生命，其治疹之名声大噪一方，远近闻名。

三、重术崇德，舍己利人

赵蔚春先生的另外一个特点是在精益求精钻研医术的同时，特别重视医生的德行培养。《凤翔县志》介绍：同治年间，凤翔麻疹大流行，治疹名医赵蔚春夜以继日地为患者诊治，无论什么时候，患者随到随诊，每天接诊患儿百余人，其工作之辛苦，可想而知。同时，他还在许多患者不便来诊时四处巡诊，赢得人们的交口称赞。对于贫苦之人，总是采用一些廉验之法予以治疗，尽量减少患者的花费；对于实在交不起药钱的人，他经常送医施药，令病家感恩不已！

长期的医疗工作劳心劳力，致使赵蔚春积劳成疾，年仅 52 岁便去世，令赵氏家族及西府乡亲感到万分遗憾和悲痛，但他这种重医重德、舍己利人的风范却永远值得赵氏后人效仿，也正因为这一点，才使得"济世堂诊寓"得以不断发展和完善。

三世医杰赵镜堂

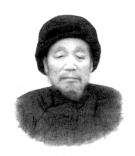

三世医杰赵镜堂，生于光绪十年（公元1884年），幼年家贫，在其父赵蔚春指导下，于艰难中发奋读书。后兼学《内经》《难经》《神农本草经》《伤寒论》《医宗金鉴》《外科正宗》《疡医大全》等中医经典。他秉性聪颖，过目成诵，20岁时又受业于外祖，骨外科名老中医曾兴礼先生，刻苦钻研中医外科5年，即悬壶乡里，继承先祖开设的"济世堂诊寓"，精研内、外、喉、骨科，并自制膏、丹、丸、散及小竹板整接骨折。民国四年（公元1915年）凤翔县喉病流行，十人六病，凡踵其门者，轻者施以耳穴针砭，重者刺喉，内服家传玉枢丹，经其治者，术至病除，名扬遐迩。先生本人亦善养生，常年坚持习练气功。耳聪目明，牙齿坚利，饮食有节，起居有常。1944年仲夏，凤翔举人、辛亥革命元老窦应昌赞其为大国手，并命书赠联曰："术体天心扶危济困，功平柏业济世活人。"

中华人民共和国成立后，先生拥护中国共产党和人民政府，继续为人民的健康事业而努力，为患者服务，并著有《赵氏医家续录》。终因长期服务乡里民间，积劳成疾，于1961年10月13日去世，享年78岁。老先生一生以仁义之心济世活人，普渡众生，在陕甘宁川一带有崇高的声誉。

赵镜堂先生在外科疾病治疗上，参诸论而有己见。他常言："外治之法，即内治之法，治其外而不治其内，就是治其末而不治其本。"如吴师机曰："凡人气血不和，病乃由作，一有怫郁，气血凝滞病斯生也，外感郁也，七情郁也，痈疽亦郁也。"从而言明，外科病只要能使气机流畅，气血调和，就能达到消肿、散结、止痛的目的。气血凝滞是外科病理变化的重要环节，其局部之痛与肿，均由气血不和引起，"气为血帅，血为气母，血随气行，气滞则血瘀"。若阳瘟发背、易于腐化，脓出不畅，恶肉不肥，无非气血不足，不能托毒外出也，非补剂不能收功。年老、虚损者，尤须温补。更有疡毒即溃、脏水较多、日久不愈者也宜参芪补法。

赵镜堂精于外科，受家传的影响，对骨科病的治疗，又有独到之处。在长期的临床实践中，积累了丰富的经验，自成体系。他常言："人是一个有机的整体，脏腑、经络与四肢百骸、皮肉筋骨都是相互联系的，肢体某处受损或骨折，除局部症状外，必然会引起脏腑气血的功能失调。肢体损于外，则气血伤于内，营卫有所不固，脏腑由之不和。"因此在临床治疗中，他强调要局部与整体并重，内治与外治兼施，重视全面检查，辨证施治。在局部治疗的同时也重视调理全身，并有所侧重。内治注重调理气血，认为跌打损伤，应从血论；内治之法，必须以活血化瘀为先，血不活则瘀不能祛，瘀不祛则新血不生，新血不生则骨不能接。同时，气为血帅、气行则血行，在活血的同时兼以调气，并结合体质，辨证用药。他的学术思想充分体现了整体观念与辨证论治的原则。

整复手法是治疗骨折、脱位的重要环节。赵镜堂对此极为重视，认为手法运用的正确与否及熟练程度是治疗筋骨折损成败及预后的关键。他指出，施术必得"心明"，即"机能于外、巧生于内、手从心转，法从手出"，强调一个"巧"字。"法使骤然人不知，患者知时骨已接。" 要求医者严格掌握灵巧的整复术要领，切忌粗暴，强拉硬拔。他荟萃先辈手法及家传精华，经过实践与检查，把整骨手法归纳为牵伸、捺正、接斗、拿捏、折旋、分顶、扰擎、推拿八法，并根据经络学说，创立了经穴疗法，通过刺激经络、腧穴，来激发经气，调理脏腑，疏通气血以达疗疾愈病的目的。其手法不仅独具一格，而且疗效卓著。

赵镜堂在外科临床中常言："学外科与其他科不同，必须配合外用，炼丹、制药乃是一门必须掌握的过硬技术。"外科常用红升、白降二丹是临床必备之品，必须亲自炼制，炼制时应掌握好火候（文火、武火、炼取时间），否则必遭失效。如炼升丹，火候太过则丹药发黑，弃之无用；火候不足，则丹药发黄，功效不著。熬煎膏药亦是如此，熬煎温度，必须滴水成珠，方是火候的佳象，这时下丹，才能熬成乌黑光亮的膏药。在这些方面，要经过反复实践，才能制好。他一生制炼的丹药有红升丹、白降丹、八二丹、五五丹、枣信散、化腐丹、黄灵丹以及家用升丹 10 余种，所用之膏药有一笔消膏、格低膏、猫腿膏等 10 多种膏药，临床应用往往药到病除，收效甚佳，因其治病之效，名扬陕、甘、川、宁等地。

另外，他一生擅长开刀和砭刺疗法。县志记载：民国初年，有一儿童阴囊被铁钉刮破，睾丸掉在外面，经他手术，用枸树树皮线缝合而愈。有一农夫，在犁地时由于牲口被惊，铁犁刮破农夫的肚子，肠管外露，急请赵老先生诊治。他用温水洗净肠子，敷以良药（麻醉药），用枸树皮线给予缝合，外用家传止血生肌散，月余而愈。他常言搞外科既要掌握熟练的刀法，又要掌握好辨脓法。判断有脓无脓，全靠手指按摸，尤以深部脓疡辨之又难，尚有似脓非脓、气肿、血肿，易于误诊，均要反复实践，方可应用。又如开刀，应以小切口为主，辨脓疡深浅，定切口部位，浅则浅开，深则深刺，恰如其分。反之，过浅则未及脓疡，脓不外溃，过深则伤筋动络，甚至大出血。开口过小则脓出不畅，造成蓄脓。脓未成而切或脓成已过而不切，对患者的病情恢复都是不利的。所以他在临床上往往是刀进脓出，药到病除。

赵镜堂先生一生行医50余载，不但医术高明，医德人品更堪称高尚。他常自述：一生牢记和遵循父训，子承父业，三世为医，仁心仁义，普渡众生，济世传人，解人之危。他生性简朴，从不讲排场，摆架子，对患者如名医孙思邈在"大医精诚"中说的那样，无论贫贱富贵，长幼妍媸，怨亲善友，均一视同仁，精心施治。而且对贫困患者更是扶危济困，《凤翔县志》记载：民国十八年（公元1929年），关中大旱，饥民涌动，他即在门前舍粥，救济灾民，无奈灾民过多，最后他也无米下锅，随灾民前往甘肃逃荒而去，因此深受当地人民的爱戴。他对患者生活也一贯关心备至，常补贴费用。他平易近人，乐善好施，从不清高。从不做违心之事，趋势追利，或者以医为商，趁人疾患，谋求私利。无论身处顺逆之境，概是如此。

赵镜堂先生一生在为群众服务解除疾苦方面做出了卓越的成绩，在继承与发扬祖国医学事业、发掘祖国医学宝库的工作中做出了巨大贡献。

四世名医赵怀德

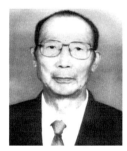

　　四世名医赵怀德，生于 1921 年，卒于
2000 年，享年 80 岁，出生于中医世家，为陕
西省名老中医。曾任陕西省凤翔县中医医院
内科副主任医师，凤翔县中医学会副理事长，
陕西省中医学会会员，西京中医药科技开发
研究会会员。先后担任凤翔县政协第四、第五、
第六届常委，民革凤翔支部主任委员。1953 年筹建凤翔县第一所
联合诊所，任所长 10 余年；1957 年就读于陕西省中医专科学校；
1964 年毕业于陕西中医学院师资班，后任教于宝鸡中医学校。临
证 50 余载，医教研经验丰富，精通内、外、妇、儿诸科，尤以中
医外科为特长，著有《赵氏外科经验集》一书。其晚年致力于心
脑血管疾病的研究，灵活运用中医辨证论治之特点，采用益气养
阴、通阳散结、清热化痰、熄风开窍、活血化瘀、补肝益肾之法，
治疗心脑血管疾病患者 5 000 余例，取得了较为满意的效果。运用
家传之"骨痨散""黄灵丹""定痛散"，治疗骨与关节结核、腰
椎增生、骨髓炎、脉管炎等疾病，有效率达 95% 以上。用"蜈甘散"
治疗面神经麻痹，砭法治疗带状疱疹，"黑白散"治疗小儿遗尿，
"一笔消膏"治疗痈肿等，均获市、县科技成果进步奖。曾多次

应邀参加全国及省、市级学术会议，并在国家及省级刊物上发表论文 30 余篇。连年被评为凤翔县卫生系统先进工作者，宝鸡市老有所为先进个人。其主要业绩曾载入《中国当代名医大全》《中国大陆求医问药指南》《陕西名医百家》《陕西省求医问药指南》《西府名医》等书中。

赵怀德先生幼承庭训，在从医的半个世纪中，祖国医学数逢厄运，几遭毁灭。中医学富有哲理的特点有别于西方医学，其渊博精湛，蕴藏真知，旨趣微妙，自成体系。故其治学方法亦与一般科学有所不同。苟非参透经义，无丰富之临床经验，则难以登堂入室。在此仅将赵怀德先生在中医教学、科研、临床诊疗中的体会，择其要者以述之，其间之得与失，苦与乐，均有助后学者借鉴。

一、继承家学，奋发进取

赵怀德先生祖居陕西凤翔唐村乡西六家村，世代从事内、外、妇、儿、骨科诊疗工作。他自十岁始，受教习医，鉴于中医古籍深奥难懂，其父特邀杨思忠老先生在家执教。读蒙学、习医学、释古文，又至户县教会大学，除学文学和社会科学外，兼学外语、逻辑学、医学等，历时五载，学识大有长进。后在其父的指导下，深究医理，为以后临床打下坚实的基础。为实现"教书育人"和"治病救人"的双重理想，他又踏进师范学校，结业后，在槐塘、河南屯、紫柏、寄高等小学执教。六年间，除教育和培养后生外，努力学习其父的医学经验，精学经典，博览群书。大凡学生有病，既作家庭访问，又以药物治疗。久而久之，群众皆知，课余求诊者愈来愈多。遇到求诊者，必先审证求因，分析病机，辨证施治。赵怀德先生言："自学中医，必须有切实可行的计划。在学习期间，应有三忌。一忌浮，指自学者心不专一，浮光掠影，走马观花浏览；二忌乱，指自学者没有完整的学习计划和步骤，乱读书，好像蜻蜓点水，杂乱无章，无系统必然学无所获；三忌畏难，指自学者在学习期间，遇到困难，如果不质疑深究以求解决，反而畏难自弃，必半途而废。"自古流传许多格言和警句，如"铁杵磨成针""精诚所至，金石为开""不经一番寒彻骨，怎得梅花扑鼻香"等，都说到一个真理——只有坚持学习不畏艰难的人，才能取得最后的成功。本着这种精神，他刻苦自励，寒暑不辍，系统学习中医理论，阅读医学名著，如《内经》《难经》《伤寒杂病论》《千金方》《温病条辨》《医方集解》及金元四大家专著等，理论知识逐渐得以完善和提高。

其父常对他说："中华民族数千年之祖国医学，乃稀世国宝，其间之奥妙，实非浅尝可得。你辈应奋起自强，发奋振兴，以免中医事业的消亡，否则，不仅是岐黄之不肖子孙，且为中华民族之罪人。"赵怀德每思父亲之言，深觉责任重大，于是白天忙于诊务，夜间灯下苦读，上求灵素，下逮近贤，旁及名医诸家，参阅既久，渐有所悟，指导临床，深有体会，至于内外诊治特点，积累诊疗经验，辄能望而知之，立方选药，尚能如愿获效，在传染病防治上初具经验。撷伤寒、温病等为核心，以家传遗训为羽翼，对内外重危证，时以一剂亦有良效，从而得到群众的信任。

中华人民共和国成立后，党和政府对祖国医学至为重视，制定中医政策，安置中医人员，开办中医院校，中医事业犹如枯木逢春，蓬勃发展。赵怀德看见中医事业无限光明，精神为之振奋，步履更为健劲，时至壮年，深究学问，坚持不懈，自勉不息。

二、立志治医，努力开拓

1951 年春，赵怀德先生参加宝鸡专区中医进修班，在前辈老师们的教诲下，又系统学习了西医、中医基础理论和中医经典著作。此时他在治学思想上有了深刻的变化，回思父辈之古训，乃知中医学为中华民族之宝库，非深究而不得其奥者。结合所学西医知识，懂得了人体解剖、生理、病理、诊断、药物治疗等，感到这又是一门复杂的医学。中医学和西医学这两大科学体系，使其在思想上深感压力重重，希望有朝一日能把这两门医学的内容融会贯通。

1953 年，经过半年的努力和筹建，凤翔县第一所联合诊所在太尉区西指挥村红庙正式挂牌开业。赵怀德先生业务繁忙，生活艰苦，既要行医，又要搞好所内管理，白天门诊患者络绎不绝，晚间有空闲就苦读中医古籍到深夜，盛夏酷暑，寒冬腊月，除门诊外，其余时间均坚持上门为患者服务。这时期，实践的机会多了，遇到的病种确实不少，他实感医技贫乏，时有穷于应付，不能适应患者所急所想，过去所学之治法侧重于温补，而临床认识如有不慎，寒凉温热一有所偏，病随药变，则耽误病家，偏离病证，造成失误。临证治病，若先抱有成见，难免一尘眯目，而四方易位。只有不守城府，师古而不泥古，因人、因时、因地制宜，度长短，适医药，方能不偏不倚，恰中病机。

　　此时，赵怀德先生已经治医 20 年，在读书和临证方面又有了一些新的体验，也开始学习《矛盾论》和唯物辩证法，并结合自己的治学道路和方法，进行及时的总结。在肯定以往经验的基础上，感觉到法以活人，即使是综合古今，参酌中外，也难免有削足适履之弊。若脱离经方，又会无规矩可循。要补救此弊，不但需要正确思想指导，还需要深入研究辨证论治的原则。在书本知识和临床经验的基础上以病类为对象，研究药物如何配伍，因为中医治病，基本采用复方，复方从根本上是作为一个有机的整体来获得疗效的。中药的复方配伍和组成，有它的历史演变进化过程。从它演变的痕迹中，探求用药制方规律，结合当前的实践加以验证、补充和发展，指导临床，方能高屋建瓴，深中肯綮。通过与同道研习讨论，进一步受到启发，归纳当时的认识：仅学《伤寒论》易涉于粗疏，只学《温病条辨》易涉于轻淡，学东垣之《脾胃论》是侧重一方；粗疏常致偾事，轻淡每流于敷衍。应当是学古方而能入细，学时方而能务实；入细则能理复杂纷乱之繁，务实则能举沉寒痼疾之重。从临床疗效方面总结，治重病大证，要注意选经方。治脾胃病，东垣方较好；治温热时令病，叶天士方可用。把这些认识用于临床，确有视野宽阔、进退从容之感。习医至此，不禁抚卷叹之，学问没有止境，学问不可停止。

　　1963 年，赵怀德先生又到陕西中医学院师资班学习。在这所高等学府里，主要是对经典著作的学习。通过这一阶段的学习，他认识到，在中医学的领域里，有更多的学问值得学习。特别是在学院承担《内经》教学任务以后，他深深地感到自己在中医经典理论与学说的认识上，还很贫乏和肤浅。以运气学说为例，之前虽然自学过，但体会不深。由于教学的需要，就开始深入地研究《素问》七篇大论，才认识到只懂五运六气的运算推演就来讲运气学说，把它看得太简单了。运气学说以整体恒动观为指导思想，以气化学说为理论基础，全面系统地阐述了自然气候的变化规律与人体发病的病因、病机、诊断、治疗等方面的密切关系，从而演化出了中医理论体系，包括辨证论治等。所以对运气学说而言，不是存废的问题，而是如何深入领会它的巨大内涵，加以运用和发展的问题。其中像天文、历法、气象等方面的知识，他还所知甚少，有些甚至根本不懂。因此，还需要多学科综合研究，以利于发掘和提高。

又如《素问·至真要大论》中所论的病机十九条，历来研究者大都仅仅着眼于"诸风掉眩，皆属于肝"等十九个具体内容。在"诸"字，"皆"字上大做文章，就事论事加以发挥，很少考虑它的精神实质。说到"诸风掉眩，皆属于肝"，就介绍羚角钩藤汤、镇肝熄风汤；说到"诸胀腹大，皆属于热"，就讲承气汤之类。有人说这"十九条"中，讲火讲得最多，所以火是主要病机，六淫可化火，五志可化火，因而提倡寒凉；又有的人说"十九条"中没有燥，应该补一条，有的说，要补的还很多，于是在"十九条"的基础上由几十条，加至百余条，然而言犹未尽。赵怀德先生以前讲"十九条"时，也心存疑问。中医的病机学说包括了病因学、发病学和症状学等，是十几个具体内容的总概括，但《内经》把这"十九条"摆在篇中，是什么道理……虽有些看法，却一直未能深究。之后（20世纪70年代末），方药中教授的《辨证论治研究七讲》就阐明这一点，病机十九条其精神实质在于通过列举的十九条例子，说明辨证论治的步骤和方法，阐述疾病发生的主要原因和致病后人体出现的以阴阳、气血、虚实为中心的病理生理变化，以及疾病的定位、定性，即所谓"各司其属，必先五胜，治病求本"，乃完整的辨证论治内容。

1964年，中医学院结业后，赵怀德先生又被省卫生厅抽调为讲师团成员，赴各专区讲学，3个月后又被调到宝鸡市中医学校执教，并兼任门诊部主任。其后返回凤翔筹建卫生学校，培养出了一大批中医人才。赵怀德先生有两个愿望：一是把自己多年积累的经验重新整理出来留给后人，毫无保留；二是为祖国培养中医人才。

三、躬身实践

赵怀德先生在临床实践中，有一个重要经验，就是调理脾胃治疗百病，因为"脾为后天之本，气血生化之源""有胃气则生，无胃气则死"，所以他在临床上师古而不泥古，紧紧抓住脾胃这一关键治疗诸病，多可取效。

其一，注重以和为期。对于脾胃病的治疗，赵怀德认为应以和为贵，以和为期。"和"，指协调、有序、稳定，是对立面的统一，是纳运相互协调，升降相齐，燥湿相济。"和"，才能升清降浊，化生气血，保持人体正常的生命活动；"不和"，就是这种平衡状态被破坏，脾胃功能调节失常而造成的病态。所以在治疗时，对老年性脾胃功能低下长期不愈的患者，往往采用东垣补中益气汤、小建中汤、良附丸、黄芪建中汤加减治疗，而获得较好的疗效。其二，治胃勿忘治肝。叶天士说："肝为起病之源，胃为起病之所。"赵怀德先生认为，胃脘疼痛之症往往伴有肝气横逆之症。究其原因，青年人血气方刚，肝气旺盛，遇事易激动；老年人年迈花甲，生活环境发生了很大的变化，易引起情绪和机体上的失调，往往出现精神抑郁，沉默寡言，而肝失疏泄，气郁日久，引起气机不畅。肝为刚脏，体阴用阳，病则侮其所胜，乘土犯胃。所以，他在治疗脾胃病的同时，往往注意对肝的调治，胃痛的病机与肝脾关系密切，在治疗上，肝脾同治才能获得满意的疗效。其三，六君健脾以制酸。吐酸一般多由于情感失和，肝火内郁，曲直作酸，一般临床多采用疏肝和胃、苦辛通降之法治之，为了加强制酸作用，每用左金丸和牡蛎、瓦楞子、乌贼骨等药。而上述药物适宜于实吐酸者，对于脾胃虚弱，气机失调，中阳不足，水湿内停之证并非适宜。其四，敷脐以达温中。《理瀹骈文》云"外治之理即内治之理，外治之药即内治之药"，赵怀德先生遵此法，每以外治法治疗各种内科疾病。对于脾胃虚寒引起的胃脘胀痛、慢性泄泻，常采用敷脐疗法，临床每每获效。

四、承继家训，精研外科

由于其父赵镜堂已形成外科特色，故赵怀德在外科研究方面，溯根追流，探微求新，潜心深究，数十年来，临证颇具特色。

其一，治外必先治内，治内以气血为先。赵怀德认为：人以气血为本，外科疾病的发生，无不与气血盛衰相关。经云："有诸内必形诸外。"如《素问·调经论》曰："人之所有者，血与气耳……气血不和，百病乃变化而生。"从而说明，外科疾病只要能使气机流畅，气血调和，就能达到消肿、散结、止痛的目的，临床上以气血凝滞最为多见。在临床中对一切外科疾病都应着眼于调和气血，但他认为外科病初起以实证多见，虚证不多，当以益气、解毒、活血、消散为主，临床以补中益气，活血解毒为大法；在中期，正邪交争，虚实夹杂，多采用扶正祛邪，益气解毒化瘀之法；在晚期，宜着眼于一个"虚"字，如《正体类要》中指出："若肿不消，脉不通，气血虚也。"又如《内经》所言："虚者补之，损者益之。"《疡科纲要》说："虚损流痰及痛疽、肾虚、注流等症，皆为气血俱衰，运化不健，痹着不行，非得补益之力。而年老虚损者，尤当温补。"赵怀德在临证中，往往采用益气补中之药，使体内气血充足，恢复人体正气，助新肉生长，以使疮口早日痊愈。但补益之法应用，乃多种多样，或先攻后补，或先补后攻，或攻中寓补，或补中寓攻。临证应灵活掌握，但万变不离其宗，总以补益气血、调和脾胃为原则。临床上常用补中益气汤、八珍汤、十全大补汤、阳和汤加减演变，从而充分体现了补益气血，调整脾胃的学术思想。

其二，临证治疗，溯源探微。如对下肢疖肿的治疗，赵怀德认为，此病虽为小疮，却难以治愈，每每数易其方，频频试治，屡遭失败，或愈后复发，此起彼伏，日久不瘥。在数十年的临床观察中，他认为下肢疖肿与阴囊湿疹有一定联系，而且是下肢疖肿长期不愈的重要原因。因为人的生理需要，必然导致病理上的相互影响，在生理状态下，十二经络与阴囊关系密切，尤以足厥阴肝经为要，如《素问·皮部论》云"凡十二经脉者，皮之部也"，从而说明十二经脉与皮部在生理上的联系极为密切，在病理上又相互影响；阴囊湿疹的愈否，是治疗下肢疖肿成败的关键。疖肿发于阴阳两经即从阴阳两经来治疗，在临床中一般用乌蛇败毒汤加引经药与五倍子擦剂治疗，疗效满意。

在骨痨病的治疗上，他提出整体局部并重，扶正祛邪并用，内治外治结合的治疗大法，并提出三期论治。早期以阳和一转法祛瘀止痛，方用阳和汤加味，内服家传骨痨散，外用家传"一笔消膏"；中期宜用托里透脓法，用黄芪内托汤加减治疗，并服"骨痨散"，外用"一笔消膏"；晚期治宜补益气血，排毒生肌，宜内服香贝养荣汤、八珍汤、十全大补汤等剂，"结者可散，坚者可软，溢者可收"。外用家传一笔消膏，临床屡有奇功。

其三，外治继承家传，用药尤精。外科临证，赵怀德先生在外治方面以药物、砭法为主，药物外治品种繁多，但以膏药最具特色。疮疡疽痈之处，无论病之新久，邪之虚实，取膏药局部治疗，使药性由外入内，肿者消散，溃者收敛，常用药膏为一笔消膏，具有清热解毒，破结软坚，通经活络，止痛消肿，活血化瘀，生肌敛疮之功。

赵怀德先生临证五十余载，对于治病之道一贯抱有虚心学习的态度。改革开放后，医疗行业中医、西医、中西医结合三种力量齐头并进，他常常慨叹个人学识不够，应当不断提高，不断更新。

他曾引用宋代理学家朱熹"问渠那得清如许，为有源头活水来"之句，教诲后人不断学习的重要性。在他晚年之际，反复强调《内经》《难经》《金匮要略》《伤寒论》《温病条辨》等经典名著是中国医学的渊源，深悔青年时对此未下苦功，不学经典而治学，犹如无根之萍，实在愧对先祖。孔子云："假我数年，五十以学易，可以无大过矣。"假如后学努力勤奋，而且能够持久，善于继承又勇于创新，中医事业必将有大的发展，中国传统医学必将以更加绚丽的身姿，耸于世界医学之林，此自当为中医工作者终生奋斗之幸事。

五世传人赵凤林

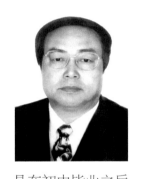

作为赵家第五代传人，赵凤林出身于世代为医的家庭，其曾祖、祖父、伯父及父亲都是中医大夫，在当地均有盛名。在他上小学一年级时，父亲就教他苦读《医学三字经》，当然那时年龄小，只是机械性记忆，随着时间的推移，在上中学时利用课余时间，读《药性四百味》《珍珠囊药性赋》。他正式学医是在初中毕业之后，那时正值特殊时期，他也因此而受到影响，被县办高中拒之门外，只好在乡办高中读书。在此期间，父亲指导他从陕西中医学院二版教材开始，学习临床知识。并常告诫他说："祖国医学有其独特理论体系，也有独特药物和技术，要学有所成，学有所用，学识渊博，根深基固，而不是头痛治头，脚病治脚。要学习经典，打好坚实的基础。《内经》《伤寒论》《本草纲目》《金匮要略》《温病条辨》都属必读的范围，学习时除吃透精神外，对某些章节、条文和方药还必须下功夫强记硬背，这是最基本的功夫，'书读百遍，其义自见'。《伤寒论》等书，如果能做到不假思索，张口就来，到临床应用时，就成了有源头的活水，亦能触机即发，左右逢源，还会熟能生巧，别有慧心。否则，读时明白，一遇到障碍又记不起来，临证则难以得心应手。"

赵凤林平时以自学为主，汇总问题，利用晚上请父亲答疑析难。1970—1976 年，他先后学习了《内经知要》《注解伤寒论》《金匮要略浅注》《濒湖脉学》《本草备要》《温病条辨》《济阴纲目》《济阳纲目》等名著，通背了《药性四百味》《医学三字经》《汤头歌诀》等书。在这几年里，他白天看病，晚上看书，思考日间病案，刚开始行医时，靠书本上的知识，辨病识方，疗效并不十分理想，但在六年之中，却对农村经济状况、疾病种类、药品需求等，积累了不少的经验。同时从读书的惑豁，临证的效失，病家的愁乐之中，进一步认识到医学对社会人群的作用，激发了终生研究中医学、献身中医学的决心。业医之初，他的生活十分艰苦。无论在治山工地，还是在治滩工地，无论是山区采药，还是平时出诊，都是骑一辆自行车，奔波于夏日的酷暑与隆冬的寒风之中。他心中只有一个信念，那就是为患者解除痛苦，这也是他心中的最大乐趣。

一、勤奋学习，专心治医

1976 年，赵凤林考入宝鸡卫生学校分校——凤翔五七大学。该校虽地处边远山区，条件简陋，环境恶劣，却是个学习的好地方。当时主要是学习西医知识。以前他的西医知识是微不足道的，只能照本宣科，没有进行系统的学习，不知道什么是微生物、细菌，解剖、生理等知识匮乏。通过两年的学习，他认识到中西医各有所长，各有所短，通过学习，才能取长补短，自己所学中医能够借助西医的长处得到更好的整理和发挥。临床实习期间，在梁茂义老师的带教下，他学会了腰穿、腹穿等诊疗技术；在刘录堂老师的指导下，他对病房的管理，危重患者的抢救有了较为系统的认识和提高。他深深感到中医人员很有必要学习一些西医知识。一方面因为中西医为两种不同的医学，究竟西医的长处在哪里，不足之处在哪里，单凭了解一点皮毛不行，应该系统地掌握，以期"知彼长己"；另一方面，他又感到祖国医学虽然是一个伟大的宝库，但由于各种历史原因，长期以来没有得到系统的整理，在许多问题上见仁见智，众说纷纭，令人有多歧之感，这对于继承发扬祖国医学没有益处。而西医在方法学、科学性和逻辑性上有特色，可以借用这些优点来研究和发展中医。

通过学习，他最大的收获是认识到西医和中医各自的长处和不足，而中医之长，恰好是西医之短，西医之长也正好是中医之短。以"辨病论治"与"辨证论治"为例，中医、西医都有辨病论治，从表面上看，都是根据患者的病史、临床特点，对疾病进行诊断和治疗。但从实质上看，却根本不同：西医的辨病诊疗是建立在近代自然科学发展的基础上，是以病因学、病理学、解剖学为基础，以实验室检查手段为依据，因而其诊断较深入、细致、具体，特异性较强，相应地，治疗上的针对性也就比较强；中医辨病论治是建立在经验之上，是以临床症状为依据，而不同疾病具有相同临床症状的情况又很多，因此中医辨病就显得粗糙和笼统，因而临床针对性就比较差，中医的辨病治疗实际上是单验方的对症治疗。从这一方面比较，西医的辨病要更好。另一方面，中医讲辨证论治，西医也有对症治疗。从表面上讲似乎有相似之处，但实质上又根本不同：中医辨证论治是建立在中医的整体恒动观思想体系的基础上，辨证论治是综合、归纳、分析有关患者病情（包括临床表现在内）的各种因素和现象而做出的诊断和治疗。它强调因时、因地、因人而给以不同的治疗方法，具体情况，具体对待。同一临床表现，人不同、地不同、时不同，治疗方法也不同，把病和人密切地结合成一个整体，因而中医的辨证比较全面、深入、细致、具体，特异性比较强。而西医的对症治疗，则完全是以单个症状为对象，因而西医的对症治疗也就不可避免地简单和机械，这与中医的辨证论治毫无共同之处。同时，西医的辨病有其明显的优越性，却也有一定的局限性，如在某些地方过多地强调病变局部，相对忽视整体，常常把病和人分割开来，在一定程度上存在着机械唯物论的观点，再加上西医历史比较短，自然科学到今天为止仍处于发展阶段，还有很多现象不能用今天的科学阐明，搞不清的问题还很多，因而在对某些疾病的认识上还不能深入，无法诊断的疾病还很多。

学习西医之后，有了上述认识，因此在自己的工作和学习中，就常常想到用西之长补中之所短，用中医之所长补西医之不足。就中医本身来讲，还存在着一个自身发展提高的过程，发掘、整理、研究中医理论和治疗经验，需要吸取和运用现代医学，包括西医在内的多种知识和手段，但也必须扬长避短，而不是弃长取短或互相代替，否则对中西医结合和中西医发展都不利。"他山之石，可以攻玉"，取人之长，以补己短，这对学习中医的同志都是值得借鉴的。

二、四诊合参，重在舌脉

赵凤林学医主要是以自学为主。在学习中，其父曾谓："药物处方为临证应用之凭借，必须和诊断学联系起来。否则虽有良方秘法，无明确之诊断不能显其用；虽知病之外表，无明确之诊断，不能得其性。"古人云："必知疾所自起焉，方能攻之；不知疾之所自起，则弗能攻。" 研究诊断技术，是辨别疾病之所因，病位之所在，病情之所属，病体之所异，而后方可判断病证，施以有效的治疗。

在诊断中，他特别强调四诊合参的重要性。望诊，他经过反复比较研究，认为望诊要观神、察色、审本质、别形态，尤以舌诊更为重要。如湿温证的舌象，初起舌苔白如粉而滑者，为温热痰浊之内壅；舌焦起刺，为热盛津枯；舌生白点，为内蕴水湿；舌根苔黄，四边紫绛者，为热邪转入营分；灰腻或紫黑苔出现为病情极重之象。临床只有细致观察，才能结合临床表现对病情的发展做出确切的诊断。

闻诊以辨别声音之韵为主要。他吸收前辈医家论著，认为《内经》分宫、商、角、徵、羽五音，呼、笑、歌、哭、呻五声，以发出为声，收入为韵，相合而为音，医者可据声音之调，以诊察疾病之所在也。如时逸人谓："宫音大而和，其舌在中，其声歌，宫音乱，病在脾。商音轻而劲，其口张大，其声哭，商音乱，病在肺。角音调而直，其舌后缩，其声呼，角音乱，病在肝。徵音和而长，其舌抵齿，其声笑，徵音乱，病在心。羽音沉而深，其唇上取，其声呻，羽音乱，病在肾。"以五音五声应五脏之变，从而说明了声音与人体关系重大。另外，在诊断上，语言、呼吸、咳嗽、嗳气、呕吐、呃逆等声皆可作为依据，闻诊中除了听声音外，包括嗅味亦应重视。

问诊（一问寒热二问汗，三问头身四问便，五问饮食六问胸，七聋八渴俱当辨，九问旧病十问因，兼问服药参机变，妇女尤必问经期，迟速闭崩皆可见，小儿当问麻疹斑。）在于得其病性，别其寒温，审其虚实，坚决反对"医者不屑问，病者不肯告"的态度。

临证不懂切脉辨证，如海上行船无航标。古人云："脉理精微人不测，七表八里难分辨。"学习脉学，如不下深功夫，则不能悟出切脉的真谛，从而不能指导临床诊疗。所以切诊中应注重脉诊，特别对脉之疑似处详加辨别。如浮脉主表，沉脉主里，数则多热，迟则多寒，弦强为实，虚弱为虚，是固定不变的。但疑似处当辨别，如浮脉虽属表，凡阴虚血少，中气亏损的患者也浮而无力，脉浮亦不可以言表；沉虽属里，但外邪初感较重者，寒束于外，脉不能达，必有沉象，是沉不可以概言里。数为热，凡阴虚之证，阴阳俱困，气血虚弱，皆可见数；虚盛者，数亦愈盛，是数不可以概言热。迟为寒，凡温热初起，余热未清，脉多迟滑，是迟不可以概言寒。弦强为实，而真阴及胃气大亏、阴阳互格等证，脉虽豁达而弦洪，不必皆实。细弱为虚，而凡痛极气闭，营卫壅滞不通者，脉虽细弱未必皆虚。由此看来，凡诸脉中皆有疑似，必认真切脉辨证，临床上才能识脉识证，达到脉证合参，用药合理，取得理想的临床效果。

三、苦心钻研、注重实践

在开始临证时赵凤林自以为读医书不少，又学西医数年，大有"读方三年，便谓天下无病可治"的劲头。及至遇到复杂证候，感到穷于应付，始知自己疏陋贫乏，正所谓"治病三年，乃知天下无方可用"。1978 年 10 月，他随其父调到县中医院工作。同室执业，因而能得到父亲教诲，在执业中又蒙受李成纲、徐涛等老师的指导，受益良多，不数载他便独任其事，专职皮外科，诊务不衰，门庭若市。其父临床用药，善用气分药，并据《内经》"气之不得无行也，如水之流，如日月之行不休……如环无端，莫知其纪，终而复始"之旨，认为气在人体内沿着经络血脉运行，循环往复，若有一毫壅塞，则气机失畅，脏腑失和，气血不调，百病从重，此即《内经》"百病生于气也"之意，气实则多郁，气虚必滞，气寒则多凝，气热则流急不顺。因此针对病情之寒热虚实，在大法确定的前提下，每喜使用适当的气分药，以调畅气机，运行气血，调和脏腑。如阴虚之用香橼、合欢花等取其理气而不伤阴；血虚用少量柴胡、荆芥等清扬流动之品，以疏发肝气；气虚之用陈皮、佛手、砂仁理脾和胃，取其补而不滞，临床每每有效。他继承父亲这一经验，临床 20 多年，渐得其妙，用药范围也有所扩大，如藁本、细辛，虽非气分药，但他常作气分药用。如《素问·脏气法时论》曰："肝欲散，急食辛以散之。"细辛入肝，质轻宣散；藁本辛温通络，并入厥阴。二药用以胃痛、痛经或头痛等病，每获良效。另外他在继承家父，参考古人、今人医疗经验的同时，也注意搜集整理民间单验方：如瓜葫芦、向日葵根煎水治水肿、癃闭；牛膝、乳香治遗精；外涂生姜煤油治斑秃；枸树尖籽点瘊子；青黛、昆布消瘤；猫眼草治结核；苍耳子治过敏性鼻炎；蜂房、全蝎治阳痿；芒硝熏洗治脱肛；等。上述均为民间验方，而确有效果。

1984 年，在中医院工作期间，赵凤林遇一消渴患者，男性，口渴引饮，饮水后复渴，舌苔黄腻，脉沉弱，前后 6 月有余。前医予以滋阴清热，方用六味地黄丸、玉女煎、消渴方等 50 余剂而乏效。对于患者服药无效的原因，赵凤林亦百思不解。这时，其父让他改用茵陈四逆汤，3 剂而渴止大半，5 剂而症状基本消失，后用参苓白术散 10 剂以善其后。事后父亲对他讲，虽然患者的舌苔黄腻、口渴均属热象，但服滋阴清热药无效，加之脉象沉弱，显见阳衰不能蒸腾水气，如属阴亏，连服 50 余剂，虽不能治好，但必有进展。前医虽无效，但都是后来医生的老师，所谓"前车之鉴"，放胆用茵陈四逆汤是背水一战，即温中化湿"湿去热必清"。即使热不去，亦可转入阳明，属实者易治，虚者难为也。

又如治疗肝炎，该病多由过度劳累，情志失调，肝气不舒而引起，这与肝为"罢极之本"有关。以脾阳不运为本，湿郁壅滞为标。热重于湿者，其治在胃，湿重于热者，其治在脾。治湿热着重疏利气机，用苦寒不可过剂，因苦寒易伤中阳，中阳伤则使本病加重，出现呕吐、便溏、水肿等。其父常对他讲，过去曾采用甘草干姜汤治好了多例肝炎，也有用金水六君煎治疗因气血两伤而引起的肝病。1987 年赵凤林曾治一例慢性肝炎，该患者服苦寒重剂后，不思饮食，肢软神疲，便溏，谷丙转氨酶达 300 ～ 400U，为肝病及脾，脾胃虚寒。曾用理中汤加吴茱萸、草果服用1月而肝功正常，说明治病依据病机，不可死守法则。古人云，知常达变，贵在多思。作为一个医生，必须知常知变，必须把理论弄清楚，胸有成竹，谨守病机，就不致阴阳混淆，表里不分，寒热颠倒，虚实不辨，临证仓促。

再如，按照惯性思维高血压的治疗以清、润、潜、降为大法，最怕用桂附参芪，畏其助阳动风，升高血压。但他在执业期间，多次见到父亲在治疗高血压时桂附参芪同用，且效果颇佳。1989年其父赵怀德先生曾治一女患者，48岁，血压持续性升高，头晕，心慌，心前区憋闷，体胖而面白，喜睡，身沉重，双下肢软弱无力，白带多，苔腻，脉沉迟，临证分析为阳虚湿盛，用附子汤温阳益气化湿，血压渐正常。由此可见，高血压并非都是阴虚阳亢，亦有阳虚者，这就是个体差异，临证需要脉证合参，综合分析，有的放矢，始可中的。正如罗天益所言"医之病，病在不思"。

临床治疗温性病，尤须明辨气血，而治疗急性重证，需分清标本虚实。久病多虚，但亦可虚中挟实，其表现多为脏腑阴阳偏盛，或气血功能失调。补虚与祛邪不同，补虚本无近功，服后虚能复补，病情不增，即属有效。因此调理脏腑阴阳的偏盛偏衰，或治疗气血失调，不能急于求成。但对于急性病来讲，则应急则治其标，缓则治其本。如1992年治疗的再生障碍性贫血患者。唐某，男性，27岁，因头晕眼花，心慌气短，身困乏力，常见鼻衄。多方求医，经骨穿证实为再生障碍性贫血，耗资万余元，因其全身出血、鼻血、发热不止，病情危重，由西安回家，家里棺木齐备，只等患者归天入土。后有人提议邀赵凤林出诊。

查体：脉搏 120 次／分，呈重症贫血病容，苍白暗黄，全身皮肤苍白，有多处散在瘀斑，牙床出血，鼻血不止，指甲无华，口干思饮，大便干燥，小便黄少，舌质红，苔黄燥，脉细数。赵凤林认为此乃本虚标实，气血俱亏，阴液不足，但肺热犹存，故先用清肃肺热，养血止血之经验方——再生 1 号为治，药选西洋参、北沙参、百合、黄芩炭、山栀炭、白茅根、玉竹、阿胶、白及、三七粉、刘寄奴、当归身、地榆炭、知母、生甘草加减服用 10 剂，鼻衄、牙衄、全身性出血均止，亦不发热，较前精神有所好转，但仍感头晕心烦，眼花耳鸣，口干思饮，此乃阴虚内热、津液不足。赵凤林再改用再生 2 号，以益气养阴清热，佐以止血和胃。药用西洋参、生地、龟板、知母、黄柏、阿胶、党参、焦三仙、沙参、白及、女贞子、旱莲草、芦荟、白花蛇舌草、麦冬、天冬等加减服药月余，面色转红，亦不口干思饮，大小便正常，食纳较佳。内热症状基本消失后，而改以补益气血，兼以养阴，佐以和中健胃，方选八珍汤、补中益气汤、人参归脾汤、六味地黄丸、龟鹿二仙丹等加减治疗 6 月有余，经在西安复查，血液系统基本正常而痊愈。本例患者，确为本虚标实，用人参恐助其热，用熟地恐碍其胃。肺热已清，出血已止，则用丹溪名方"大补阴丸"，壮水之主，以制阳光，内热消除后，乃培补气血，以人参养营汤、八珍汤等加减治疗，从而取得了满意的效果。临床实践证明，不管病情变化多么复杂，必须认真审病辨证。察变化于细微之间，及时给予恰当的治疗，方能化险为夷，邪去而正安。

四、拜学多师，博采众长

自视当知其补，从师必得其长，赵凤林学医主要是继承家传和自学，但绝不是说自己不需求师。做任何一种学问，绝对意义上的无师自通是没有的。自学难免遇到思而不解之惑，攻而不破之迷，更需要请教师友，因此，凡有从师学习的机会，他尤知珍惜。习医之始，在其父严格教诲下，深得家传医学之真谛。随后在中医院执业以后，先后得到赵丰先生、李怀亮先生等临床大家的点拨，如赵丰先生之黄瓦滑石甘草汤治水肿，李怀亮先生处方时头剂加大黄，二剂去麻黄均为医学经验之精要。他在宝鸡市中医医院学习期间，曾随刘云山老中医学习治疗小儿病的经验，不仅用药量轻，效果还好，他曾问及刘老，刘老言："小儿脏腑清灵，随拨随应，少量长服，疗效较佳。"他在西安学习期间，白天上课，下午随全国名家姜树荆老师在专家门诊上班，姜老临证尤对脱疽有独到之处，尤其是附子用量多则达到 50 克，临床疗效极佳，有时用黄酒浸泡附子以加强疗效。他多次询问姜老其由，姜老言："脱疽系脏腑蕴热于内，寒邪侵袭于外，寒热相互凝结，脉络痹阻，冲脉失养，致使营卫不和，阳气不能布达所致，故治疗非阳和一转，不能见其效。"他整理出《脑瘤术后并发骨髓炎治验》一文发表在《陕西中医》1987 年第 8 期、《姜树荆老师治疗脱疽的经验》一文发表在《陕西中医》1988 年第 12 期上。同时利用各种机会虚心向全国名老中医朱仁康，以及张志礼、顾伯华、顾伯康、胡慧明、邱和明、杨明均、郭仲柯、刘辅仁、徐汉卿等数十位名家学习，多有所得。也使他深深体会到了名医之精深理论和丰富经验，以及各位老师不同的学术观点，用药经验，独特的治疗方法。正如古人云"听君一席话，胜读十年书"，通过这样广学博求，多方拜师，眼界大开，学识渐增。

五、不为浮名，当为良医

在赵凤林开始行医时，其父就反复告诫他，不要贪名，不要图利，生活要俭朴。父亲以先祖为例，说："你爷爷年届九旬时，尚不分寒暑，足蹬草鞋出入于山间田野，不辞辛劳地为病者治疗。有时病家无钱，他还要帮助解决药钱。我自己行医 50 余年，未穿过一件高档的衣服，医生衣着太奢华，穷苦人往往望而却步，这些家风你应好好继承。"这些年来，他一直没有违背父亲的教诲，这也是一个医生应有的品德。人们都知道医德的重要，因为这个职业有其特殊之处。医生一举手、一投足接触的都是患者，医德的好坏直接关系到病家的生命。医德好、医术精，随时可以助人活人；医德医术粗浅，随时可以误人害人。从这个意义讲，医生真可以说是患者的"司命工"。所以赵凤林常常引用名老中医岳美中的观点，那就是做一个医生，行医之时，有两条准则至为重要：第一，治学要精诚于学术真理，直至系之于生命；第二，临证要对患者真诚负责，此外别无所求。只有这样才能热诚对待患者，诚挚对待同道，勇敢无畏地坚持真理，实事求是地对待成败。相反，如果对从事的事业不热爱，有怀疑，惜献身，对患者缺乏负责的精神，甚至把自己掌握的一点技术当作追求个人利益的手段，那就丧失了做医生的根本，不仅有失医德，亦将毁及医术。

同时，赵凤林深刻认识到，在学习的道路上，"学，然后知不足"。汗牛充栋的医书，他读过的不过是沧海一粟；浩如烟海的中医理论，他了解的只是其中一隅；千变万化的疾病，他治好的不过是其中一二。学问可以到达一定的造诣，但路永远没有止境。祖国医学是一门实用科学，要想达到一定的境地，必须刻苦学习，专心致志，不能浅尝辄止，更不能畏难而退，须知在科学的发展史上没有任何一个有所创造的学者，不是辛勤的劳动者。任何一位优秀的科学家，都是付出艰苦劳动的进取者。勇创新路的人，才能有所成就。

"书山有路勤为径，学海无涯苦作舟"，"路漫漫其修远兮，吾将上下而求索"，这些千古名言作为赵凤林的座右铭伴他学习一世、奋斗一生。

六世医馨赵婧

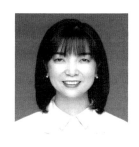

　　赵婧，1981 年 12 月生人。基于祖上的医学沉淀与传承，她自小在浓厚的中医氛围中成长。由于父辈祖辈都是当地的名医，体会到父亲、祖父强烈的被需要感和诊治后患者对他们的感激，赵婧从小内心充满着对中医人的崇拜和出身中医世家的自豪。

一、年幼耳濡目染，医道浸透血脉

　　赵婧生活在典型的中医人家庭。孩童时，每到周末，看着爷爷、爸爸、叔叔在自己家诊所，从早上开始接诊，患者都是从四里八乡、外省外县慕名而来的。爷爷爸爸诊病，叔叔抓药叮嘱，奶奶婶婶负责炮制捣药，全家一刻不停。妈妈把中饭做好了，小赵婧就负责一遍遍去喊他们吃饭，可爷爷爸爸他们总说再等等、再等等……中饭在下午三四点吃已经是习以为常了。别人家的小女孩从小的玩具是布娃娃，而她的玩具就是捣药罐、碾药船；别人家小朋友的零食是泡泡糖、巧克力，而她的零食经常是九制陈皮、大山楂丸、乌梅汤。有时候大人忙，会让她帮忙捣碎下杏仁、桃仁，或者帮忙把配好的中药装进袋子，她自己觉得好玩的同时得几句大人的夸奖；有时候会陪爷爷出诊，帮爷爷背背药箱，吃几个病家给的糖果……这些都是赵婧小时候十分欣然的事情。院子树上的知了壳，爷爷告诉她，这是一味中药，叫蝉衣，她不但自己会留意收集，其他小伙伴捡到了，她也会要过来带回家；在外面吃完的橘子的皮，她从来不会随手扔掉，一定会拿个小袋子装好带回家给奶奶，她知道这放久了就是陈皮，奶奶会把它剪成丝晒干保存入药。记得有一次，有一个风湿患者30多岁，患病多年，双膝疼痛变形无法站立，当时已经接近残废，一直卧床不起，患者家属几乎绝望。抱着最后一丝希望寻找到爷爷，爷爷看了患者后，让患者躺在屋内，吩咐爸爸制作九九八十一个艾柱，并用封条和棉被等把门窗糊住堵牢。爷爷爸爸从中午开始轮流给患者施灸，一直到第二天凌晨……其间，赵婧只知道自己去给他俩送了一次饭。第二天早晨，房门开了，奇迹也发生了：她看见患者站着走出了屋子。天啦，太神奇了，来的时候还被用轮椅推着，现在真的站着出来了……小赵婧十分惊奇地问爸爸，你们到底做什么了，爸爸说，给患者用了"太乙真人熏脐法"，祛除患者体内寒湿，此乃疾病宿根所在，艾灸祛其宿根，再投以汤药，扶正固本，患者可康复……太多的患者从初来时的满面愁苦到后来疾病痊愈后的感激笑容，这些场面总是一幕幕地出现在小赵婧的眼前。"爷爷爸爸他们好厉害啊，真的好骄傲，当个医生可真好啊。"这个念头也牢牢地占据着她的心。

二、女子十八，正式入门，在质疑声中成长，在刻苦努力中进步

对于她而言，职业道路其实没有选择的余地，祖辈父辈整整五代人都是中医医生，生在这样的家庭，她注定就是下一代传承者。当年高考报志愿的时候，她的志愿表上从头到尾填的全是各地中医药大学。

带着对未来的憧憬和对中医的无限热爱，赵婧走进了大学的校园。但很快她就发现，很多长辈、朋友或者同学听说她学医时，马上投来赞许的目光，但得知是学中医的时候，又会马上皱起眉头。有人说："学中医啊，中医现在不好找工作啊，毕业就是失业啊，就算找到工作工资也很低。"还有人说："现在大家都看西医，谁还看中医啊……中医那么落后，搞不好过几年就被淘汰了。"甚至还有人说："你学习多好，考个什么大学不好，你爸怎么还让你学中医，这分明是把你往火坑里推嘛。"听到这些话，赵婧好难过，心里迟疑了：脱离了自己从小到大生长的中医王国，走在外面发现中医在很多人心中竟是如此不堪，自认为这么有疗效的医学，在别人眼中竟然是如此地位！她有段时间很自卑，再遇到别人问自己是学什么的时候，她耻于谈自己是学中医的，只会说自己学医，其他只字不提，学中医好像是一件很丢脸的事情。当她很委屈很气愤又很难过地打电话给父亲时，父亲说："别人的思想无法左右，但你自己的努力可以做到，说这些话的人肯定没遇到过好的中医大夫，也不了解中医，他们不知道中医的伟大和神奇，尽管做好自己，去振兴发扬中医！"自此赵婧心里有了

坚定的方向，暗暗和自己较劲，除了课堂，图书馆和自习室是她的主要活动场所。在读大学的五年中，她每年都获得学校的一等奖学金，获得过国家级奖学金、卫生部的奖学金，并以优异的成绩考入上海中医药大学继续攻读硕士研究生。

从本科到硕士研究生再到博士，十几年的光阴一闪而过。

三、杏林小荷，投身医学事业，体味医者辛路，探究岐黄玄妙

从入行起，她就非常幸运，遇到了对的人，做了对的事。她所在的单位——海军军医大学，给她提供了一间诊室和一个讲台，让她在作为一名中医医生行医的同时，还能当一名大学教师。她的母亲和外祖父都是教师，她让医生的和教师这两个神圣的职业同时集中在自己一个人身上，让父辈和母辈对职业的传承得以实现，也让她的人生价值得以实现。

通过不断学习，她也逐渐对中医是否有用这个问题有了更深刻的认识。在日新月异的科学发展中，人类是如何不断推陈出新的？是靠着严谨的逻辑推理吗？那为什么电子计算机的发明初衷仅仅是为了计算导弹弹道？而青霉素的发现则是发明者对一个将要遗弃的培养皿的偶然注意？回顾人类的科学发明史，我们可以看到意外发现比比皆是，而人类则是不断受益于这些意外的发现。中医也可以看作我们的祖先在不断探索、试错中的发现和积累。一首好的方剂可能是几代医家经过无数次诊疗的不断尝试和总结得来的，不成功的尝试付出的代价可能是患者甚至是医家的生命。

成功的方剂可以针对同样的病证反复使用，造福人类，那么从整体来看这则方剂对整个人类起到了正面效益，而且时间越长，累积的正面效益就越巨大，中医理论也是类似的道理。所以中医其实就是中华民族千百年来在不断试错中不断积累的知识结晶。

她认为中医之所以受到一部分人的质疑主要有以下几个原因：第一，不是中医不行，而是缺乏好的中医医生。现在很多中医人自身能力水平有限，无法用好中医治疗疾病，自身在应用中医时缺乏成就感，加之现代医学的影响，对自己的学科缺乏信心。第二，社会上不乏打着中医旗号招摇撞骗的假中医或者不良商家。这部分人让中医蒙受不白之冤，甚至被妖魔化，让老百姓在求医上当受骗后对中医产生不信任感。第三，大多数人从小接受西医学的理念，对中医不了解，加之中医的阴阳五行等理论相对晦涩深奥，导致老百姓对中医的接受度较差。基于此，赵婧觉得她作为中医药的传承人，一方面要打造自身过硬的业务能力，让自己成为一名技术精湛的中医医生；另一方面要在力所能及的范围内做一个中医药事业的传播者和教育家，让更多人了解中医、走近中医、爱上中医，为祖国医学事业的复兴贡献自己的力量。

四、努力践行祖辈家训，做一名优秀的医者

在赵婧的心中，医生是能实现个人价值最好的职业之一，做一名中医医生让她成为有存在感、有成就感、有幸福感的人。每天做的工作，每天都能得到快速的反馈，情感上得到快速回报。小小的举动，也有可能改变一个人的命运。为了能对得起患者

的信任，为了能更好地解除患者的病痛，赵婧在工作之后依然不断学习。在继承家学经验的基础上，师从海派名中医陆德铭、魏品康、唐汉钧、俞超芹、刘胜等，学习优秀的经验，更好地服务于患者。

张小姐是一名护士，生完孩子就闭经了，3年来四处求治无效，赵婧采用中药周期疗法疏肝解郁、补肾活血，一个疗程结束，小张有"动静"了。牛女士蛛网膜下腔出血后头晕头痛、耳鸣失眠，折磨了她5年时间，赵婧采用清脑复神、化痰开窍的方法治疗1个月后头晕头痛消失。现在牛女士已痊愈，发消息给赵婧："感谢赵医生，让我重拾信心，燃起对生活的热情，无比感激！"

在做一名优秀的医生的同时，赵婧不忘把"仁心"交付给患者。她一直告诉自己：除了不断提高业务能力，永远不要忘记，医生的救治对象是生了病的人，而不仅仅是人生的病。她经常说："我们中医有一味中药叫甘草，我在开处方的最后都会加用，因为它补益调和，对整个处方有加强功效的作用。从开始当医生，就要知道，给每一位患者的诊疗中，除了知识和技术，别忘记去开一味叫'希望'的处方，用医者的善良和仁爱，给处在生命黑暗中无助的患者带来温暖和力量。"她在山西吕梁和宁夏西吉扶贫时，废寝忘食地工作，以精湛的医术和温暖的笑容为当地的老百姓带去健康和希望。

五、致力于发扬传播中医，做一名优秀的师者

赵婧的另一个身份是海军军医大学副教授。赵婧总觉得现在

中医之所以被别有用心的人利用，中医之所以没有被更多人接受，就是因为大众对中医的了解太少。传播中医，是她给自己定的职责。在自己的中医课堂上，她始终怀揣着一份敬畏感。

第一，对知识的敬畏和挚爱。她从登上讲台就致力于讲听得懂、学得会、用得上的中医。每次备课她都翻阅市面上各类教材、名家经验、名师讲稿以及面向大众的科普读物。授课期间，地铁上、公交上、运动时、临睡前，她的耳机里播放的一直就是《黄帝内经》《郝万山讲解伤寒论》《张廷模中药学讲座》等中医经典理论的解读，她就是要把自己沉浸在这个中医教学的状态中。都说台上三分钟、台下十年功，准备后来获奖的全国、海军教学比赛时是这样，平时上课的状态也是这样。

第二，对讲台的敬畏和热爱。临床工作已经很辛苦，有时她一下夜班还要赶着去上课。但是，再累再疲倦，当她踏上讲台的那一刻，就会变得清醒而振奋。因为这片土地上容不得随意，她总想把自己最好的状态呈现在这里。她告诫自己："登上讲台，我一定要把所有的阳光、热情、正向的能量铺洒在这片土地上，认真、且有态度地去浇灌。教书也要育人，我是知识和人格典范的传播者，登上讲台就要为自己的一言一行负责。"

第三，对学生的敬畏和关爱。讲台下面上百个学生用自己最美好的年华和师者一起度过。这是何等的荣幸，如何不敬畏，如何不珍惜？如果不能让台下的学生有所得，有所收获，作为师者又何以安心？秉持着这样的信念，她一直活跃在海军军医大学的教学一线，也先后获得了海军军医大学"最受学生喜爱的老师""海军军医大学 A 级优秀教员"等称号，全国教学比赛的一等奖、海军教学比赛二等奖等诸多奖项。但她的脚步依旧没有停歇，她希望自己能成为自己心目中好老师的模样，成为更加优秀的自己，她要继续把汗水洒在这片热土上。她立志在中医的道路上砥砺前行，以毕生精力和汗水去浇灌中医事业。

下篇　医案精粹

内科验案

1. 癌性便秘案

赵某某，男，70 岁。1989 年 10 月 14 日初诊。

【主诉】大便秘结难下 1 月余。

患者 3 月前被确诊为"原发性肺癌"，行介入治疗。近 1 月来，大便秘结，5～10 日解大便一次，须用开塞露及人工辅助等治疗，疗效不佳，遂来求治。诊察：面色无华、眼目发青，咳嗽痰多、气短懒言，大便 6 日未解，努挣不能。察舌质青暗苔滑，脉沉涩。

【中医诊断】便秘（肺肾阴虚，津液不足）。

【治则】益气补中，滋阴润肺。

【方用】益气补中汤加味。

【组成】黄芪 30g，西洋参 15g，麦冬 15g，五味子 10g，肉苁蓉 20g，首乌 15g，郁李仁 30g，白花蛇舌草 30g，桃仁 10g，大黄 12g，甘草 6g。

水煎服日一剂，连服三剂。服药一剂后，患者家属前来告知，服药后大便即通，排下硬黑便块，痛苦立减。令其再服三剂以巩固疗效。

【按】癌性便秘与普通便秘有区别，病机也不相同。尤其年老体弱之人，患病以后，气血亏虚，阴精不足。该肺癌患者，邪毒蕴肺，损伤津液，肺失所养。肺与大肠相表里，肺津亏虚，肠燥明显，故大便秘结不下。近年来，笔者采用益气补中、滋阴润肺、润肠通便之法，治疗癌性便秘，取得较好疗效。方中黄芪、西洋参、麦冬、五味子，益气补中；肉苁蓉、首乌、郁李仁，补益津血，润肠通便；桃仁、大黄、白花蛇舌草，活血化瘀，清热解毒通便；甘草健脾益气，调和诸药。全方共奏益气补中、滋阴润肺、活血化瘀、清热解毒、润肠通便之功效。临床应用，效果颇佳。

2. 癌性水肿案

易某某，男，75 岁。1997 年 10 月 30 日初诊。

【主诉】腹胀伴全身水肿 1 月。

患者腹胀伴全身水肿，B 超提示：肝脏占位性病变，腹水。外院诊断为：肝癌晚期合并腹水。就诊时察见：慢性病容，精神不佳，气短懒言，腹部膨胀，双下肢水肿，小便不利。舌质淡苔薄白，脉沉细。

【中医诊断】水肿（肝郁脾虚，气化无力）。

【治则】益气补中，泻肺利水。

【方用】补中益气汤合葶苈大枣泻肺汤加味。

【组成】黄芪 60g，太子参 15g，白术 10g，陈皮 10g，柴胡 10g，升麻 6g，当归 12g，葶苈子 30g，大枣 10 枚，桑皮 10g，杏仁 10g，车前子 10g，泽泻 10g，甘草 6g。

上药服五剂后，水肿明显改善，十剂后诸症均减，水肿消失。

【按】癌症晚期，正虚邪实，诸脏虚弱，肺气不宣，湿留成饮，水湿不化，脾运失健，致上焦不降不宣，中焦不运，下焦不利，水液代谢障碍，水湿停滞，留于体内发为水肿。该患者久病气虚，气化功能失调，水饮壅闭胸膈，故方用益气补中、泻肺化饮之葶苈大枣泻肺汤。方中采用大剂量黄芪、太子参益气固表；重用葶苈子加大枣，泻肺平喘利水。全方合用，益气补中，泻肺定饮，宣肺利水，扶正祛邪，从而达到肿消症减之目的。

3. 大柴胡汤治疗内科急症临床举隅

（1）顽固性呕吐案

张某，男，20岁。1994年5月24日初诊。

【主诉】呕吐呃逆半年，加重1周。

患者素有胃病多年，经常胃脘疼痛胀满，时有呕吐。近半年胃脘部疼痛加重，呕吐呃逆，朝食暮吐，不能进食，胃脘灼热，吞酸口苦，口臭，大便干结，数日不行，舌厚苔腻，脉数。在外院做上消化道造影及胃镜检查，诊断为幽门不全性梗阻。

【中医诊断】呕吐（肝胃不和，胃失和降）。

【治则】治宜疏肝和胃，通腑降逆。

【方用】大柴胡汤加减。

【组成】柴胡12g，黄芩9g，芍药9g，半夏9g，枳实9g，生姜15g，大枣4枚，大黄6g，黄连9g，吴茱萸6g，代赭石（先煎）30g，旋复花15g，沉香9g。

服药五剂后，呕吐呃逆明显减轻，烧心反酸好转，食纳增加，大便通畅，二诊去大黄加焦三仙、桃仁、红花、升麻五剂以通幽化痰，降逆止呕，以圣其中。

【按】本例患者胃脘胀痛不适，呕吐呃逆，日久不解，实乃病在肝胃，肝失疏泄，胃失和降。用大柴胡汤加减治之，以疏肝和胃，降逆止呕，通腑而愈。

（2）重症腹痛案

刘某，女，31岁。1992年2月21日初诊。

【主诉】上腹部疼痛伴恶心呕吐1日。

患者于昨晚突然上腹阵发性剧烈疼痛，如"钻顶样"且向后背放射，伴恶心呕吐，查体：体温38.5℃，全身出汗，右上腹压痛（+），B超示：胆道蛔虫，给予静滴抗生素消炎，解痉止痛，口服阿托品等治疗，服中药乌梅汤加减一剂，症状未缓解。二诊复查舌苔黄厚，脉数，大便三日未解。

【中医诊断】腹痛（肝胆郁热，蛔阙腹痛）。

【治则】疏肝利胆，和胃降逆，祛虫通腹。

【方用】大柴胡汤加减。

【组成】柴胡12g，黄芩9g，芍药9g，半夏9g，枳实9g，生姜15g，大枣4枚，大黄6g，川楝子10g，槟榔10g，苦楝皮15g，乌梅15g，木香6g。

三剂后，大便通，呕吐止，绞痛消失，重症腹痛即告痊愈。

【按】本案患者初诊为胆道蛔虫，经西医治疗后，症不缓解，用中医常法乌梅汤加减治疗无效，而患者有肝胆郁热，胃失和降，腹实不通之候，故用本方疏通升降，开泻结合，并随症加减用药而收功。

（3）急性淋证案

陈某，女，41 岁。1996 年 6 月 12 日初诊。

【主诉】尿频、尿急、尿痛 5 天，加重 1 日。

患者于 5 日前出现尿频、尿急、尿痛，继而出现恶寒，经治疗发热稍减。但患者从昨日起症状加重，发热寒颤不止，体温在 39.5℃～ 40℃，伴尿频、尿急、尿痛、恶心呕吐，大便 7 日未解伴口苦目眩。舌苔黄厚腻，脉数。尿常规提示：蛋白(+)，红细胞(+++)，血常规提示：血白细胞 24.5×10^9/L，中性粒细胞 90%。西医诊断：急性肾盂肾炎。

【中医诊断】淋证（膀胱湿热，波及胆胃）。

【治则】疏肝利胆，利水通淋。

【方用】大柴胡汤加减。

【组成】柴胡 24g，黄芩 9g，芍药 9g，半夏 9g，枳实 9g，生姜 15g，大枣 4 枚，大黄 6g，滑石 20g，车前子 10g，白茅根 30g，土茯苓 30g，木通 6g，甘草 6g。

方中重用柴胡 24g，三剂后，热退身凉，寒颤消失，大便已通，小便症状全部好转，略感头晕，纳差，继用前方三剂，诸症消失，仅觉腰困乏力。复查血常规正常，尿常规提示：尿蛋白微量。改用滋肾利水、养阴清热利湿之剂加减服用，半月告愈。

【按】本案患者发病急，病势重，属中医急淋的范畴。临床有发热寒战、恶心呕吐、口苦便干、头眩等症，极似少阳阳明合病，实乃膀胱湿热蕴结下腹及肝胆，滞于下焦所致。故运用大柴胡汤合利尿通淋之品，表里同治，上下分消，使邪由汗、尿、便而出，较单纯利尿通淋，其效更捷。方中重用柴胡，既可解热，又可疏肝利胆，有一药多效之妙。

大柴胡汤，仲景方之原义，是主治寒热往来、胸胁苦满、呕吐不止、郁郁微烦，心下痞硬、心下满痛或胁热下利等症。《医方集解》谓此方"表里交治，下剂之缓者也"。《医宗金鉴》亦谓："解半表之功捷……攻半里之效徐。虽云下之，亦下中之和剂也。"观其用药有柴胡、黄芩、芍药、半夏、枳实、大黄、大枣、生姜8味，其组方精炼，有表有里，有开有泄，有疏有通，有缓有急，刚柔并济，和攻兼施，集下、和、清、消诸法于一方，而以下、和两法为主。细析之，方中实合有小柴胡汤、调味承气汤、四逆散诸方，故兼具和解少阳，通下腑实，疏肝利胆诸功。既可祛邪外达，使邪出有路，又可调整肝胆脾胃诸脏腑之气机，使之恢复正常。临床内科急症属肝胆胃脾胰病者较为多见，应用和解气机、疏通升降、上下分消、兼通腑实之法，对邪浊之急重症，可收较好疗效。

故本方临床上不仅用于外感热病，一些内伤杂病如内伤发热、急腹症、急性胆囊疾病、消化系统疾病，以及部分神经系统、泌尿系统疾病均可据辨证选择运用。柯氏曰："大小柴胡汤，俱是两解表里之剂，而有主攻主和之殊，和无定体，故有加减，攻有定局，故无去取之法也。"赵师云，在原方的基础上，据症变化加减，可扩大其运用范围。只要辨证准确，用之得当，往往可取捷效。在药物的加减变化上，贵在临证权衡。本方虽应用范围较广，然毕竟是攻邪之法，临床须见大柴胡汤证候，并有相应脉象方可大胆使用。

4. 胆囊结石案

赵某某，女，60 岁。1985 年 3 月 12 日初诊。

【主诉】右肋部疼痛 1 周。

患者 1 周前吃油腻食物后即感到右肋部疼痛，并向背部放射，上腹部胀满不适，伴口苦，口干，恶心欲吐，纳差，舌质红，苔黄腻，脉弦数。B 超提示：胆囊内有大小不等结石，最大 0.8cm，胆囊壁增厚毛糙，诊断为急性胆囊炎合并胆石症。

【中医诊断】胁痛（肝胆湿热）。

【治则】疏肝清热、利胆排石。

【方用】自拟排石汤。

【组成】柴胡 12g，枳实 10g，白芍 10g，丹参 15g，郁金 10g，元胡 10g，川楝子 10g，大黄 12g，金钱草 30g，茵陈 30g，海金沙 30g，厚朴 10g，鸡内金 6g，木香 6g，甘草 6g。

水煎服，日一剂。上方服六剂后，患者自述腹部胀满疼痛消失，食纳增，精神转佳，继以上方加减服用 35 剂。B 超提示：胆囊结石消失。病告痊愈。

【按】胆石症是一种常见病，属中医"胁痛""腹痛"范畴。在临床上多以湿热为主，治疗以清利肝胆湿热，疏肝理气。上方用排石汤治疗，方中柴胡、枳实、厚朴、木香疏肝利胆、行气止痛；金钱草、茵陈、海金沙、鸡内金、大黄清热利湿利胆，泻下排石消积；郁金、元胡活血祛瘀，使瘀阻不通之通道得以畅通，促使结石顺利排出。方中大黄"以通为用，以下为用"，有研究发现大黄能够利胆、促进胆汁分泌、扩张括约肌并有较好的排石作用。

全方合用，可达到疏肝理气，清胆利湿，行气止痛，活血化瘀，利胆排石之功，临床用之，每每奏效。

5. 胆心综合征案

张某，男，68岁。1998年4月3日初诊。

【主诉】心悸、胸闷、头晕1周。

患者既往有冠心病，心律失常史。查心电图提示：陈旧性心肌梗死，心律不齐。B超提示：胆囊结石。现察患者，头晕、口苦，失眠，乏力，纳差，腹胀，舌质红，脉弦细。

【中医诊断】心悸（肝郁化火，肝血不足）。

【治则】疏肝解郁，清利湿热，佐以益肝养心。

【方用】黄连温胆汤加减。

【组成】半夏10g，云苓10g，陈皮10g，枳实10g，竹茹10g，黄连6g，元桂6g，丹参15g，郁金10g，远志10g，菖蒲10g，金钱草15g，茵陈15g，白芷10g，甘草6g。

日一剂，水煎服。上方服五剂后，患者头晕、心悸、胸闷诸症减轻大半，仍感气短乏力，纳差，继以上方加太子参15g，麦冬15g，五味子20g，焦三仙各10g，继服十剂后患者症状基本消失。

【按】胆心综合征是临床上较为多见的一种疾病，是指因胆囊及胆道疾病所引起的心脏方面的症状，主要表现为心绞痛、心肌梗死、心律失常，其中以心绞痛最为常见。患者以心悸、心慌、胸闷、气短、头晕为伴随症状。本病因人而异，但病机基本相同，西医治疗效果不显时，采用中药治疗，往往可以起到很好的治疗效果。本例患者结石在先，心脏病在后。所以在治疗上，当分一先一后，应胆心同治，以胆胃为本，才能取得较好的疗效。该患者首用黄连温胆汤清热化痰、调畅气机、交通心肾，最后加用生脉饮益气养血、消除瘀滞，最终达到治疗目的。

6. 癫痫案

王某某，男，15 岁。1996 年 5 月 20 日初诊。

【主诉】癫痫发作 3 年余。

患者有癫痫病史，发作时昏仆倒地，不省人事，牙关紧闭，口吐白沫，手足抽搐，双目上视，持续 3 ~ 5 分钟后苏醒，病发时小便失禁，发后头痛、头晕，平时烦躁不安，舌红苔白，脉弦滑。

脑电图提示：脑电波异常。

【中医诊断】癫痫（心神不宁，痰郁内扰）。

【治则】安神定志，祛风化痰。

【方用】黄连温胆汤加白金丸加味。

【组成】黄连 6g，元桂 6g，半夏 10g，云苓 10g，陈皮 10g，枳实 10g，竹茹 10g，远志 10g，菖蒲 10g，磁石 15g，朱砂 2g，牡蛎 15g，姜虫 10g，白矾 10g，郁金 10g，甘草 6g。

水煎服，日一剂。上方服 2 周后，患者自感精神好转，食纳正常，病未再发，继以上方加减调服 3 月有余，其父告知，其病再未发作，健康如常人。

【按】本病中医认为由心神不宁，痰郁上扰所致。《三因极一病证方论》曰："夫癫痫者，皆有惊动，使脏气不平，郁而生涎，闭塞诸经，厥而及成……"从而说明本证之形成，多因骤受惊恐或跌打撞击等外伤因素导致风痰闭阻，气血瘀滞引此痫疾。《医学纲目·癫痫》云："癫痫者，痰郁逆上也。"也充分说明痰郁致病是其病机重点，治疗大法应以清热祛风，化痰安神镇惊为主。方中黄连温胆汤合白金丸清热化痰；远志、菖蒲、磁石、朱砂安神镇惊，开窍醒神；姜虫、牡蛎祛风；甘草调和诸药。全方合用共奏祛风清热化痰、镇惊安神、豁痰开窍之功，其效可佳。

7. 肝硬化腹水案

黄某某，女，54 岁。1989 年 4 月初诊。

【主诉】胁腹胀痛 3 年。

患者胁腹胀痛 3 年，全身无力，面色姜黄，口苦纳呆，腹部胀满，双下肢水肿，曾在外院住院治疗，被诊断为肝硬化腹水，用西医保肝利水药治疗，疗效不佳，遂来求诊。患者神色无华，气短懒言，腹大如鼓，青筋暴露，大便溏，小便黄，舌淡红，边有齿痕，苔白黄腻，脉弦细。B 超示：肝硬化腹水。

【中医诊断】鼓胀（肝郁脾虚，水湿内停）。

【治则】疏肝解郁，健脾利水，佐以活血化瘀，滋阴养肝。

【方用】柴胡疏肝汤加当归芍药汤加味。

【药用】柴胡 15g，枳壳 12g，白芍 10g，丹参 15g，郁金 10g，云苓 30g，泽泻 15g，车前子 15g，大腹皮 10g，五味子 10g，陈皮 10g，桑白皮 10g，广木香 10g，元胡 10g，川楝子 10g，沙参 30g，甘草 6g，白术 15g，党参 15g，黄芪 30g。

水煎服，日二次。药服 7 剂后，腹胀减轻，食纳增进，两肋疼痛缓解，口苦消失，小便增多，继续上方加减服用 30 余剂，患者体力及精神如常，腹胀腹痛消失，经查肝功正常，B 超检查腹水消失，随访 2 年，再无复发。

【按】肝硬化腹水多由慢性肝炎治疗不愈所致，而腹水的出现常提示肝硬化已进入晚期。此时患者除食欲减退，倦怠无力，精神不佳，腹胀纳差，肝脏表面呈结节状，脾脏肿大，面色晦暗，黄疸等症状均可出现。此患者的治疗，主要着重于益气健脾，培土荣木，疏其血气，令其调达，水血同治，以平为期：宣肺利水，调养肺气；脾为后天之本，气血生化之源，脾气健旺，运化功能正常，水谷精液充足，气血生化有源；肝受气血之充养，而其疏泄调达，有利于肝功能的正常代谢。所以，在治疗时除了运用疏肝、活血、养阴、软坚之品外，重用云苓、白术、党参、黄芪益气健脾，培土荣木，在治疗上注重疏其血气。"气为血之帅，血为气之母，气行则血行，气滞则血凝。"肝硬化腹水晚期，瘀血阻于肝脾脉络，水道不通，气机阻滞，以致水气内聚，临床常见腹大如鼓，脉络暴怒，按之坚硬，所以在治疗时应注重活血药的运用，治其血气，令其调达以致和平，故方中运用丹参、郁金，以达活血化瘀利水之目的，血水同治，诸症自然消失。

8. 汗出不止案

赵某某，男，40 岁。1985 年 8 月 5 日初诊。

【主诉】汗出不止 2 月余。

患者 2 个月来，全身汗出不止，以头部为主，且恶寒神疲，纳呆便溏。就诊时面色无华，神疲乏力，恶寒肢冷，头额部汗出不止，入夜后汗出更甚，湿透衣物，彻夜难寐，小便正常，大便溏，舌质淡，苔白，脉细弱无力。

【中医诊断】汗证（阳气不足，卫阳不固）。

【治则】温经复阳，固表祛风。

【方用】桂枝加附子汤。

【组成】桂枝 10g，白芍 30g，附子 10g，黄芪 30g，白术 10g，炙甘草 6g。

开水煎服，日一剂。服上药五剂后，患者自述汗出减少，食纳较前明显好转，亦不恶寒肢冷，舌脉如前，继服五剂，汗止，身安而愈，再以补中益气汤加上方调理半月有余，患者食纳及精神如常，随访半年未发。

【按】《素问·阴阳别论》曰："阴加阳，谓之汗。"《温病条辨》认为："汗者也，合阳气阴精蒸化而出者也。"桂枝加附子汤为《伤寒论》治疗太阳病误汗致阳虚漏汗不止之方："太阳病发汗，漏汗不止，其人恶风......，桂枝加附子汤疗之。"本例患者虽非误汗所致，但时值盛夏而恶寒肢冷，汗出不止，两月有余，为阳气不足，卫外不固，致使表里不和，腠理开泄，汗出不止，与伤寒中风病机相同，故用桂枝加附子汤治疗。方中桂枝汤调和营卫，重用附子以振阳气。正如徐氏所言："桂枝同附子服，则能止汗回阳。"五剂汗止，十剂而愈。可见经方治病，只要辨证准确，使用得法，确有方到病除之效。

9. 巨型睾丸鞘膜积液案

王某某，男，50 岁。1986 年 6 月初诊。

【主诉】双侧睾丸肿大 2 月余。

患者 2 月来双侧睾丸肿大疼痛，曾口服消炎药等疗效不佳，外院行 B 超提示：巨大型鞘膜积液，建议手术。因患者惧怕手术，遂来求诊。就诊时患者双侧睾丸肿大如拳头，皮色明亮，行走不便，透光试验阳性，伴小腹胀满疼痛，小便不利，食纳及精神欠佳，舌质淡，苔白，脉弦滑。

【中医诊断】水疝（脾肾阳虚，水湿内停，溢于阴囊）。

【治则】温肾补脾，益气利湿，宣肺消肿。

【方用】补中益气汤加苓桂术甘汤。

【组成】黄芪 30g，桂枝 15g，云苓 15g，白术 10g，杏仁 10g，桑皮 10g，车前子 10g，甘草 6g。

日一剂，早晚温服。二诊服上方五剂后，患者睾丸明显变小，小腹疼痛减轻，小便正常，食纳增加，精神较前明显好转，上方既效，继服五剂。

三诊服上方五剂后，阴囊肿块基本消失，小腹胀痛消失，微感神疲乏力，腰困，以补中益气汤加苓桂术甘汤，加元胡 10g，川楝子 10g，继服 15 剂后，诸症消失，随访 2 年未发。

【按】睾丸鞘膜积液属祖国医学之"水疝"范畴，发病急、变化快，其病位在肝，病源在脾，与肺亦有密切关系，本病多因脾阳不振，运化失司，水湿内停，继则影响肺宣发功能、肝疏泄功能，致使水饮停于肝脉之经，而成水疝之证。故用黄芪苓桂术甘汤以治其本，宣肺利水以治其标，服药诸症大减后，改用补中益气汤加味，益气补中，宣肺利水，后佐以疏肝理气之元胡、川楝子，使病情痊愈。

10. 慢性胃炎案

刘某某，男，36岁。2005年6月9日初诊。

【主诉】胃脘胀痛，纳差伴神疲3月余。

患者胃脘不适，近几日来其症加重，恶心欲吐，不能进食，曾在外院治疗，服三九胃泰、养胃舒等药，疗效不佳。现胃部隐痛不适，腹胀纳差，倦怠乏力，舌淡白，苔薄，脉细弱。胃镜检查提示：胃窦部黏膜充血性水肿，红白相间，散在糜烂，黏性分泌物增多，可见出血性斑点。西医诊断为慢性浅表性胃炎。

【中医诊断】胃痛（脾胃虚寒，胃失和降）。

【治则】温中健脾，和胃降逆止痛。

【方药】小柴胡汤加减。

【组成】党参15g，半夏10g，黄芩10g，白芍10g，枳壳10g，砂仁10g，竹茹10g，沉香6g，元胡10g，川楝子10g，甘草6g。

日一剂，水煎服。服药五剂后，其证明显减轻，食纳增进，继服上方二周，随访痊愈未发。

【按】慢性胃炎属祖国医学胃脘痛范畴，其发生原因有寒邪客胃、饮食伤胃、肝气犯胃和脾胃虚弱等几个方面，无论病属何型，总离不开调理脾胃。脾主运化，得阳始运，以升为常；胃主受纳，得阴则安，以降为顺。若脾胃升降有序，相互协调，则能正常运化水谷；若脾胃不和，清阳不升，浊阴不降，气机阻滞，运化失常，则胃脘不安。此外肝气横逆犯胃，也是导致胃病发生的主要原因。所以"不和"乃脾胃病常见之病机，既然"失和"理当"和解"，因证型不同，在治疗上，可清而和之，温而和之，补而和之，下而和之。所以运用小柴胡汤加味，意在调中扶正，和胃降逆，且杜绝病邪深入。在临床治疗慢性胃炎的过程中，赵师体会到现代社会因精神因素引发慢性胃炎的人越来越多，而精神因素每每影响脾胃气机升降，引起脾胃失和，故在治疗上采用"以和为贵"贯穿于治疗始末，目的是恢复脾胃之升降功能，使之升降和顺。所以，用小柴胡汤加减治疗慢性胃炎，可取得较好的疗效。

11. 慢性胃炎从肝论治案

王某某，男，40 岁。2003 年 5 月初诊。

【主诉】胃脘部胀满疼痛 1 月余。

患者近 1 月来胃脘部胀满疼痛，无嗳气及冷痛，大便稍溏，量少，日解一次，舌质偏暗，舌苔黄腻，脉弦数。胃镜检查为：慢性浅表性胃炎（充血、渗出）。

【中医诊断】胃痛（肝胃不和）。

【治则】疏肝和胃，佐金平木。

【方用】四逆散合左金丸加减。

【组成】苏叶 10g，黄连 6g，吴茱萸 6g，白蔻仁 10g，柴胡 10g，枳实 10g，半夏 10g，陈皮 10g，木香 6g，厚朴 10g，乌药

10g，白芍 10g，甘草 6g。

水煎服，日一剂。服上药五剂后其证大减，经用上方化裁，治疗一月有余，患者症状消失，复查未见充血性水肿及渗出。

【按】慢性浅表性胃炎属中医"胃脘痛"的范畴，在治疗上方法较多，笔者认为胃脘痛病位虽属在胃，然在治疗上多从肝论治，胃因肝气每易犯胃，胃虚屡侮肝乘，所以用四逆散加左金丸化裁治疗，每获良效。

12. 慢性胃炎从肺论治案

李某某，女，48 岁。2010 年 10 月 5 日初诊。

【主诉】胃脘部胀满不适 2 年余，加重伴胃脘灼热 1 月。

临床伴有嗳气、泛酸、口干喜饮、大便干结、舌质红、舌苔黄腻、脉弦细。病属胃脘痛。本证乃肝经气郁化热，热伤阳明，致其气机郁滞，肺气失宣。西医诊断为慢性胃炎。

【中医诊断】痞满（肝胃失和）。

【治则】疏肝和胃，调畅气机。

【方用】自拟疏肝和胃方。

【组成】柴胡 10g，百合 15g，黄芩 10g，枳实 10g，白芍 10g，全瓜蒌 15g，竹茹 10g，陈皮 10g，莱菔子 10g，杏仁 10g，甘草 6g。

日一剂，水煎服。经用此方加减服用月余，诸症消失。

【按】慢性胃炎以治疗肝胃为多，而以肺治之较少。肝、胃、肺三脏关系密切，肺与肝的关系，主要表现于气机的升降方面，肺主降，而肝主升，二者相互协调，对于全身气机的调畅至关重要，若肝升太过或肺降不及，则多致气火上逆，可致"肝火犯肺"。反之，肺失清肃，燥热内盛，亦可影响肝，肝失调达，疏泄不利，则伤及胃。肺主气，司呼吸。王孟英曰："治节不利，则一身之气皆滞。"治肺金，治节有司，可以抑木，不使肝旺克胃。故在临床笔者提出，治胃多在于肝、亦勿忘肺的观点。

13. 眉棱骨痛案

刘某某，女，45 岁。1991 年 6 月 2 日初诊。

【主诉】两眉棱骨疼痛 3 月余。

患者两眉棱骨疼痛 3 月余，曾在外院治疗，疗效不佳。近半月来，眉棱骨疼痛加重，以午后为甚，傍晚减轻，伴有心烦失眠，食纳不佳，口苦，大便干燥，小便短赤，舌干少津，脉弦数。

【中医诊断】头痛（阳明热盛，肝火上行）。

【治则】疏风清热，通腑和胃。

【方用】选奇汤加味。

【组成】黄芩 10g，防风 10g，羌活 10g，大黄 12g，枳实 10g，厚朴 10g，白芷 10g，川芎 10g，细辛 6g，荆芥 10g，甘草 6g。

日一剂，水煎分二次服用。上药连服三剂，其证大减，继以上方加姜虫 10g，薄荷 10g，黄连 6g，连服五剂，诸症消失痊愈。

【按】选奇汤治疗眉棱骨疼痛，古代就有记载，《丹溪心法》曰："眉棱骨疼痛又名眉框痛、眼眶骨痛，属风痰湿火，作风痰治，

类风痛……选奇方治之。"《类证治载》曰："风邪上干，新虑
为头痛，久为头风……眉棱掣痛，痛掣眉棱骨者，宜选奇
汤。"本方之奇，奇在羌活，为本方之君药。《别录》云"头目面之风
来去"，羌活一药尤能搜风解表，祛湿止痛，性主升浮，善能治
游风、风痛及太阳经风湿相搏，一身疼痛，贼风所伤，其主要作
用于上焦；黄芩清热除火，为肺及少阳经之主药；防风一药气味
浅薄，性主升浮，为风中之润剂也；甘草一药，性味甘平，能协
调诸药使之不争，生肌止痛，解百药之毒，故有"国老"之称。
全方合用，共奏祛风通络止痛之功。故赵师在临床治疗中，每遇
眉棱骨痛的患者以选奇汤之急治之，每获良效。

14. 男性不育案

辛某某，男，35 岁。1987 年 4 月初诊。

【主诉】婚后 8 年未育。

患者平素同房次数较多，射精量较少，精液稀薄，平时精神
不振，少气懒言，神疲乏力，食少纳呆，腹胀便溏，怕冷腰痛，
舌淡苔灰白，脉虚弱。精液常规：灰白色，量约 2ml，精子计数
60×10^4/ml，活动率为 0，畸形精子大于 20%。其妻曾在外院检查，
妇科正常。西医诊断为不育症、死精症。

【中医诊断】不育症（脾肾阳虚）。

【治则】健脾温肾补阳。

【方用】自拟益气健脾壮阳生精汤。

【组成】黄芪 30g，党参 15g，白术 10g，陈皮 10g，当归

12g，升麻 6g，山药 20g，仙灵脾 15g，紫河车 15g，枸杞 15g，菟丝子 15g，鹿角胶 15g，覆盆子 15g，附子 10g，甘草 6g。

日一剂，水煎服。经用上方加减服用 3 月有余，患者症状明显改善，在医院进行精液复查：灰白色，量约 3ml，精子计数 $100 \times 10^3/L$，活动率 75%。嘱其用药 1 月，随访妻子怀孕。

【按】不育症是中医男科常见病，历来往往以补肾为主治疗。但笔者在临床上观察，有相当一部分患者是因为后天脾胃不健造成。脾胃为后天之本，气血生化之源。脾胃气虚，气血生化不足，水谷精液无以运化；加之患者结婚久不生育，心情烦躁，同房次数频频，精液消耗过多使肾精严重不足，故而不育。治疗上益气健脾、补肾壮阳、填精益髓、增强体力，使气血生化有源，精血方生。本方中，黄芪、白术、山药健脾益气，强壮脾胃，增强患者体质，使精血生化有源；紫河车，鹿角胶为血肉有情之品，加用五子衍宗丸补肾壮阳，填精益髓。诸药合用共奏益气健脾，补肾填精之功，临床验证每每效果不错。

15. 脑膜瘤术后案

赵某某，男，51 岁。1989 年 10 月初诊。

【主诉】头痛剧烈伴昏蒙不适 1 月

患者 1 月前因脑膜瘤赴外院手术治疗。术后头痛剧烈，持续不止，难以忍受，头痛昏蒙以脑后为主，疼痛严重时如锥刺样，舌紫暗苔黄腻，脉弦涩。

【中医诊断】头痛（痰瘀内阻，清阳不振）。

【治则】活血化瘀，祛风化痰。

【方用】通窍活血汤加味。

【组成】麝香1份，桃仁10g，红花10g，川芎10g，白芷10g，天麻10g，姜虫10g，制南星10g，白附子10g，菖蒲10g，甘草6g，大葱3节，鲜生姜10g，黄酒半斤。

开水煎服，日一剂。上药服7剂后，患者自觉头痛即止，大脑清楚，精神及气纳如常，继服上药加减30余剂，病情稳定，头痛再未发作。

【按】原发性脑膜瘤的治疗目前主要以手术为主，配合放化疗等。近年来虽取得了一定进展，但复发率高，且放化疗的不良反应也很明显，严重影响了患者的生存质量。赵师运用中医药治疗本病术后并发症，取得了较好的疗效。

本例患者的病机特点是痰热瘀结为标，肝肾亏虚为本。多因先天之因，加之后天饮食不当，情志失调，外受毒邪等，造成脏腑功能失调，气血紊乱，致使津停为痰，血毒为瘀，蕴积体内，瘀滞日久，变生毒邪，加之肾精不足，脑失所养，致清阳不升，浊阴不降，痰瘀毒邪乘虚而入，积于脑部发为本证。治疗上采用痰瘀同治，祛风通络止痛之法。方中麝香芳香通窍；川芎、桃仁、红花活血化瘀；白附子、制南星、天麻、姜虫祛风化痰通络；黄酒引经通窍，甘草益气补中。全方合用，共奏活血化瘀、祛风化痰、通络止痛之功。

16. 尿道综合征案

关某某，女，53岁。1995年7月25日初诊。

【主诉】尿频、尿急、尿痛及小腹部胀满不适1周。

诊察患者神情痛苦，面色潮红，心悸烦躁，口渴欲饮，神疲腰痛，小腹按之疼痛。查小便正常，B超探查小腹无明显异常。抗生素治疗无效。舌质红，苔黄腻，脉弦数。西医诊断为尿道综合征。

【中医诊断】淋证（心火盛与上、肾水亏与下）。

【治则】清热除火，通淋养阴。

【方用】导赤散加减。

【组成】生地15g，木通10g，车前子10g，竹叶10g，白茅根30g，黄连6g，元桂5g，白芍15g，川断15g，桑寄生15g，杜仲15g，麦冬10g，甘草6g。

水煎服，日一剂，分二次温服。上药服五剂后诸症减轻大半，精神好转，气纳正常，小腹胀痛消失，继以上方五剂以善其后，1月后随访，诸症消失痊愈。

【按】尿道综合征又称尿频－排尿困难综合征。患者有尿路刺激症状，但尿检、尿培养均正常。本病多发生于妇女，有人认为可能是由尿道及其周围腺体炎症、结肠炎或尿道炎症刺激引起，或与性交及情志变化有关，常反复发作，抗生素治疗效果不佳。本病属于祖国医学"淋证"的范畴。众所周知，淋证病因虽然繁多，但病位在膀胱，病机是膀胱气化失调，此病临床常误诊为尿路感染，用抗生素治疗，往往久治不愈，患者情绪烦躁不安，心烦易怒，情志失调。究其病因，乃心火炎盛，心热移于小肠，下注膀胱，气化失常所致。《丹溪心法》曰："大凡小肠有气则小腹胀，小肠有热则小便痛。"在治疗上主法清心除火，清热解毒，疏利小便。方用导赤散加减，导赤散出自《小儿药证直诀》，效能清心火、利小便。乃治心经有热移于小肠致小便不利之代表方。方中生地、麦冬、白芍凉血滋阴，以制心火；木通、车前、白茅根上清心经之火，下则清利小肠，与生地合用，利水而不伤阴；竹叶、黄连、元桂清心除烦，交通心肾；川断、桑寄生、杜仲补益肝肾；甘草清热解毒，通淋之痛；综合全方，共奏清心养阴，利水通淋之功。

17. 射精不出案

王某某，男，28 岁。1985 年 5 月 26 日初诊。

【主诉】婚后 3 年不育。

患者自述婚后 3 年同房时不能射出精液，同房后睾丸胀痛不舒，牵引小腹胀满疼痛，1 ～ 2 日后方能缓解，同房后神疲乏力，精神萎顿、头昏、腰痛，气短懒言，食纳及二便正常。曾多方求治未效，细问其详，婚后曾梦遗二次，排精甚多，白天易起阳，之前有手淫史。诊见精神抑郁，面色无华，双侧睾丸稍有膨大，发育正常，小腹稍有疼痛。舌红苔少，脉细而滑。

【中医诊断】不育证（肾阴不足，湿浊下阻）。

【治则】益气养阴，化湿去浊，佐以活血化瘀。

【方药】五子衍宗丸加减。

【组成】车前子 12g，覆盆子 12g，菟丝子 12g，枸杞子 12g，五味子 10g，丹参 15g，干姜 10g，女贞子 15g，鳖甲 15g，甘草 6g。

初诊：五剂水煎服，忌房事。

二诊：服上方五剂后，患者自述精神较前好转，食纳增进，舌红，苔薄黄，脉细滑。上方加桂枝10g，继服10剂。

三诊：服药后精神及食纳正常，但同房一次仍不能排出精液，舌红干，苔紫，脉细弦。赵师认为是患者数年来射精不出，败精瘀于精囊，阻塞精窍所致，应以活血化瘀，通精利窍。方用：少腹逐瘀汤加减，当归15g，川芎10g，赤芍10g，干姜10g，小茴香10g，五灵脂10g，没药10g，王不留行15g，桃仁10g，红花10g，桂枝10g，蜈蚣3条，牛膝10g，甘草6g。十剂，水煎服。

四诊：上方服10剂后，同房后稍有精液排出，睾丸及小腹无明显不舒感，脉象如前，继上方加丹参15g郁金10g，继进十剂。1987年3月随诊访问，患者其妻生育一女孩，且同房一切正常，无有不适。

【按】同房射精不能，虽非大病，却是痛苦，严重影响夫妻性生活和谐，也是男性不育症之一。明代医学家张景岳说："或以败精、或以积血，阻塞水道而不通也。"本案患者婚后数年射精不出，其因婚前手淫，致阳气不足，精气耗散。在治疗上，首用益气养阴，化湿祛浊之法，后用活血化瘀，通精利窍之少腹逐瘀汤加减，佐以蜈蚣、桂枝通阳之品，使瘀通窍利，而病去人安。

18. 肾病综合征案

高某某，男，20 岁。2000 年 10 月 15 日初诊。

【主诉】全身水肿 3 月，加重 1 周。

患者 3 月前出现全身性水肿，曾在西安某医院诊断为"肾病综合征"而住院治疗，经采用激素及对症治疗后，疗效不显，病情逐渐加重，全身水肿明显，以双下肢为甚，活动受限，医院要求透析治疗，患者拒绝，遂来求治。诊察患者颜面、眼睑、腹壁及双下肢凹陷性水肿，阴茎及阴囊均肿大，呼吸急促，面部有红色斑点，鼻腔出血，口唇焦黑，小便量少，舌质红，苔黄腻，脉弦滑。

【中医诊断】水肿（肺脾肾亏虚）。

【治则】宣肺利水平喘，佐以温补脾肾。

【方用】越脾汤加术附汤加味。

【组成】麻黄（另包）15g，杏仁 10g，生石膏 30g，附子 10g，白术 10g，桑皮 10g，车前子 10g，石苇 15g，泽泻 10g，猪苓 10g，葶苈子 10g，大枣 10 枚，甘草 6g。

初诊：日一剂，开水煎服。

二诊：上方服六剂后，全身水肿明显消退，呼吸平稳，尿量增多，继用上方加黄芪 60g，再进六剂。

三诊：患者服后，自感全身水肿均消，活动自如，精神好转，食纳增进，再用益气补中，温补肾阳之方。黄芪 60g，党参 15g，白术 10g，陈皮 10g，升麻 3g，当归 10g，柴胡 10，附子 10g，葶苈子 10g，大枣 10 枚，泽泻 10g，猪苓 10g，桑皮 10g，杏仁 10g，车前 10g，甘草 6g。日一剂，连服 3 月有余，复查尿常规提示：尿蛋白（－），其他各项检查均在正常范围，基本恢复正常，再用温阳利水，补肾健脾之金匮肾气汤加味，继服 3 月，患者症状完全消失，各项指标恢复正常，恢复正常学习生活。

【按】肾病综合征属中医"水肿"范畴，其发病主要是由于肺失宣发肃降功能，脾气失于统摄，肾阳不足，阳虚不能化水，水液代谢失常流溢肌肤所致。故在治疗上，采用宣肺温肾健脾，配合利水消肿，荡涤血中毒素，以达标本同治，邪去正安之目的。药用大剂宣肺利水之剂，以治其标，再用健脾温肾益气补中之剂，以治其本，温肾健脾之剂以善其后，整个治法，急则治标，缓则治本，标本同治，而诸病痊愈。

19. 痰气中阻案（梅核气）

白某，女，35 岁。1998 年 10 月初诊。

【主诉】咽中哽咽不适半年余。

患者因丈夫长期在外打工，承担繁重家务并教育子女，每天烦闷恼怒，郁郁寡欢。今年 6 月以来，自感咽中有物梗阻，咯之不出，咽之不下，胸闷心悸，失眠健忘，精神不佳，善太息。曾在外院治疗，疗效欠佳遂来求治。赵师详诊患者的病情，认为属情志抑郁，肝失调达，致气机郁结，郁而生痰，痰随气上，结于咽喉而成本病。

【中医诊断】梅核气（痰气交阻）。

【治则】疏肝理气，开郁化痰。

【方用】四七汤加味。

【组成】半夏 10g，厚朴 10g，云苓 10g，苏叶 10g，白芍

10g，沙参 15g，陈皮 10g，代赭石 15g，旋复花 15g，甘草 6g，生姜 3 片，大枣 12 枚。

水煎服，连服三剂。患者自述服药后其症减轻大半，咽部顺畅，已无物堵塞，情绪诸症均有好转，再以原方加四君子汤甘麦大枣汤加减连服半月而愈。

【按】痰气中阻症，因七情郁结生痰，如梅核吐咯，结于喉间，咯之不出，咽之不下，又名梅核气。本证属肝郁气机不畅，痰气中阻，故在治疗上，疏肝理气，开郁化痰，佐以调节心神，方用四七汤加味治疗，效果较佳。本证的治疗，肝郁化痰为本，咽喉症状为标，所以治疗上应标本兼治，效果颇佳。

20. 痰饮中阻自汗案

梁某某，男，54 岁。1997 年 6 月初诊。

【主诉】慢性支气管炎多年。

患者多年来一直患慢性支气管炎，每遇感冒加重，经西药抗生素治疗后，其症缓解。近年常恶寒自汗，气短懒言，心悸，心慌，纳呆，乏力，口苦欲饮，小便短赤，大便溏稀，舌质淡红，苔白，脉弦数。

【中医诊断】汗证（脏气虚弱，卫阳不固）。

【治则】益气固表，调和营卫。

【方用】补中益气汤合玉屏风散加减。

【组成】黄芪 30g，当归 12g，党参 12g，陈皮 10g，升麻 5g，柴胡 5g，炒白术 15g，防风 10g，桂枝 10g，白芍 12g，炒三仙各

15g，甘草 6g。

以益气固表，调和营卫为主要思路，连服五剂，病情并无变化，而时值盛夏，患者卧床盖被，身重目眩，脉象弦数。患者素有喘痰，痰饮不去，而自汗者不少。法遵《金匮要略》痰饮篇："病痰饮者当以温药和之。"即投二陈汤加苓桂术甘汤加减连服三剂后，患者告知身体恢复，食欲渐进，随效不更方，连服六剂后，心悸，自汗止。改用六君子汤加味，益气健脾，化痰除饮，以善其后。

【按】自汗一症，多见于脾肺气虚，卫阳不固所致，由此案例，初投补中益气汤无效，可见药不对症。《金匮要略》痰饮篇第十一条曰："膈上病痰，满喘咳吐，发则寒热"，一语中的。而患者脉象弦数，即为痰饮之症，改投温中化痰，除饮之剂，顽痰祛除，而患者症状日渐减轻而愈。此案病例说明，临床用药，千万不可拘泥一方一法，只有灵活变通随证加减治之，方能取得较好的疗效。

21. 痛风治验案

王某某，男，48 岁。2000 年 5 月 15 日初诊。

【主诉】踝关节疼痛不适多年。

患者于 1989 年年初因右侧外踝关节扭伤，未能彻底治疗，加之经常下田劳动，及冷水洗足，导致下肢关节剧痛，严重时痛处红肿，行动困难，曾在宝鸡、西安等地医院治疗，诊断为"痛风"。经治疗后症状时轻时重，每年春夏之交，阴雨天气加重，痛处以下肢小关节为主，有时累及腰腹部，尤为严重，十多年来到处求医问药，终未能根治。查体：患者慢性病容，行走不稳，经由家人搀扶而行，口苦咽干，渴不欲饮，小便赤如红茶，大便干结，左足跖趾关节肿胀疼痛，舌暗红，苔黄厚，脉弦数。

【中医诊断】痹证（着痹）。

证属肝肾不足，阴精亏损，湿热下注，浸于下肢。

【治则】补肝益肾，滋阴生津，佐以清热利湿，活血化瘀。

【方用】自拟滋阴化湿除痹汤。

【组成】黄芪30g，当归12g，沙参15g，土苓30g，忍冬藤30g，赤芍15g，怀牛膝15g，薏仁30g，桑寄生15g，川断15g，杜仲10g，桃仁10g，红花10g，甘草6g。

初诊：五剂，水煎服日一剂，分二次温服。

二诊：患者精神及食纳明显好转，跖趾关节肿痛明显减轻，红肿消退，小便亦不黄赤，行走不需搀扶，继以上方加丹参15g，防风10g，继服五剂。

三诊：经服上方后，患者精神食纳及行动均亦正常，下肢关节疼痛肿胀消失，血尿酸检查均在正常范围，余嘱其继以上方长期服用，以期根治，一年后随访，未再复发。

【按】痛风属中医学湿热痹证的范畴，西医学认为是一种原因不明的代谢性疾病，临床上表现为，急慢性痛风关节炎常反复发作，其病邪以侵犯下肢小关节为主要特征。中医关于痛风的记载，如元代朱丹溪在《格至余论》中曰："彼痛风也者，大率因血受热，已自沸腾，其后或涉冷水，或立湿地，或扇取凉，或卧当风，寒凉外搏，热血得寒汗，汗浊凝涩，所以作痛。夜则痛甚，行于阴也。"本病因其走注关节，痛势甚则，古人又称之为"白虎历节风"，治法初期均采用疏风散寒，开发腠理。本例患者发病有 10 年之久，邪亦入里，伤及阴血，非疏风散热之法而能奏效。《黄帝内经》云："伤于湿者，下先受之。"该患者先因踝关节受损伤，即行走劳动，涉水受寒，致使病情日渐加重，久病伤及阴血，致肝肾功能受损，阴精不足，在治疗上遵循"治风先治血，血行风自灭"之法。方中重用黄芪、沙参养阴生津，补肝益肾；川断、桑寄生、杜仲、怀牛膝、土苓、薏仁、防风、忍冬藤清热利湿；赤芍、桃仁、红花活血化瘀，全方合用补肝益肾、清热解毒利湿，佐以活血化瘀之功，患者乃愈。本病治疗，余为首要区分，疾病之新久，体质之虚实，辨证用药，方能效佳。

22. 小便失禁案

仲某某，男，10 岁。2004 年 8 月 2 日初诊。

【主诉】小便失禁 3 月余。

患者 3 月来小便失禁，伴气纳不佳，面色萎黄，精神疲乏，曾在多处治疗，口服抗生素及中药八正散、五苓散未效。诊察舌淡苔薄白，脉细数。

【中医诊断】尿失禁（气虚不固）。

【治则】益气补中，升清阳。

【方用】补中益气汤加减。

【组成】黄芪 30g，党参 10g，白术 10g，陈皮 10g，柴胡 10g，升麻 6g，当归 10g，桂枝 10g，白芍 10g，牡蛎 15g，益智仁

15g，萆薢 15g，龙骨 15g，甘草 6g。

水煎服，日一剂。服五剂其证自消，再进五剂，以善其后。

【按】《素问·灵兰秘典论》曰："膀胱者，州都之官，津液藏焉，气化则能出矣。"小便职能虽属膀胱，但与脾、肺、肾三脏的气化密不可分。加之患儿时居盛夏，嗜食生冷无度，损伤脾胃之气。脾胃居中，为气机升降之枢纽，上则气短懒言，下则固摄失常，小便失禁；肺主气，主宣降，通调水道，脾气不宣，治节失司，则膀胱气垂下陷，约束无力，致小便不禁，故采用益气补中之法，使脾气充而清阳升，滋阴生津，而疾病自愈。

23. 心动过缓案

李某，女，40 岁。1989 年 6 月 25 日初诊。

【主诉】心悸心慌，气短纳差，胸闷不适 3 年余。

患者 3 年来时有心慌心悸、胸闷气短，近 1 月来症状加重，伴有神疲乏力、头晕纳差、自汗、身困便溏。心电图提示：心率 44 次/分，心律失常，窦性心动过缓。诊察：舌淡，苔薄白，脉沉细。

【中医诊断】心悸（心阳不振，心脉不通）。

【治则】温通心阳，益气通脉。

【方用】温阳通脉汤加减。

【组成】人参 10g，麦冬 10g，五味子 10g，附子 10g，干姜 10g，桂枝 10g，丹参 15g，瓜蒌 15g，薤白 10g，郁金 10g，桃仁 10g，红花 10g，甘草 10g。

开水煎服，日一剂。上方服五剂后，其症减轻大半，精神转佳，心悸心慌、气短胸闷均已消失，继以上方加焦三仙各 10g，鸡内金 10g，服药 30 余剂。复查心电图正常，其症再未复发。

【按】窦性心动过缓属中医"心悸""胸痹"的范畴，病变部位在心，病机以心阳气虚，心脉不通为特点，心阳气虚，则无力鼓动心脉，脉行缓慢。在治疗上以温通心阳，益气复脉为原则，方中附子、干姜、桂枝温通心阳，散寒通脉；人参、麦冬、五味子益气养阴；瓜蒌、薤白、丹参、郁金、桃仁、红花宽胸理气、活血化瘀、行滞通脉，甘草调和诸药。全方合用，有益气养阴、温阳通脉、活血化瘀、理气止痛之功效，使阴平阳秘，脏腑功能恢复正常，临床用方，效果颇佳。

24. 心悸（心律失常）案

陈某某，女，38 岁。1998 年 5 月 11 日初诊。

【主诉】心前区闷痛不适 3 年余。

患者 3 年前患病毒性心肌炎住院，经中西医结合治疗后，每逢感冒，便反复发作。时轻时重，每年住院，不能坚持上班。现患者神疲乏力，精神不佳，心悸失眠，胸闷，上下楼胸痛憋气，动则气喘，面色无华，自汗怕冷。心电图检查提示：S-T 段降低，T 波低平倒置，频发性早搏。诊察：舌淡苔白，脉结代。

【中医诊断】心悸（心阳不足）。

【治则】益气温养，调和脾胃，佐以安神定志。

【方用】炙甘草汤加味。

【组成】黄芪 30g，西洋参 15g，五味子 10g，桂枝 10g，麦冬

10g，生地 15g，阿胶烊化 10g，火麻仁 15g，远志 10g，菖蒲 10g，枳壳 10g，酸枣仁 15g，丹参 15g，炙甘草 15g。

水煎服，日一剂。经用上方加减服用 30 余剂后，患者临床症状消失，复查心电图提示：心律正常。半年后随访至今未犯。

【按】心律失常可由多种心脏疾病引起。《伤寒论》中炙甘草汤原方主要是用于虚劳，津血不足，阴亏气弱所致的脉结代以及肺失所养的肺痿。赵师在原方的基础上，注重补气，气血双补，阴阳双调，使补虚功能进一步加强。方中黄芪、炙甘草甘温益气；西洋参、五味子、大枣补脾益胃；生地、麦冬、阿胶、火麻仁滋阴补血，益气养阴；远志、菖蒲、酸枣仁安神定志，理气活血。根据现代医学观点，全方能兴奋全身机能，促进新陈代谢，改善呼吸、循环、消化、造血等功能，对多种功能性、器质性病变引起的心律失常有显著的疗效。本方具备了阴阳调节的三个特征，固本性、二相性和整体性，在临床上应用范围较广，值得推荐。

25. 心下悸动案

刘某某，女，25 岁。1986 年 4 月 13 日初诊。

【主诉】心前区悸动不安 10 日。

患者近 10 日来，自感心前区悸动不安，每因悸动而烦躁不安，难以忍受，伴见脘痞隐痛，恶心欲吐，伴有头晕、口苦、纳差、嗳气、口臭、二便尚调。曾在某医院治疗，做心电图、B 超、胃镜检查，均未发现阳性体征。经用西药治疗数日，疗效不佳，遂来求治。诊察：舌腻苔白，脉弦。经初诊，赵师认为本病为"饮邪上犯，气滞郁热内阻，中焦失运"所致。故治重清热消食，温中化饮，佐以健脾复运，芳香化浊。

【中医诊断】心悸（水饮内停）。

【治则】寒热同调，消痞散结。

【方用】半夏泻心汤加味。

【组成】法半夏 10g，黄芩 10g，黄连 10g，焦三仙各 10g，云苓 10g，草豆蔻 10g，干姜 10g，藿香 12g，佩兰 12g，太子参 15g，白芍 15g，甘草 6g。

水煎服，日一剂。经服上方三剂后，心下悸动皆除，心情平静，胃脘部亦不难受，诸症均减。二诊继以上方加广木香 6g，以理气醒脾，继进五剂而愈。

【按】心下悸动证，多为水饮内停证，常选用苓桂术甘汤、五苓散等方。本例患者辨证除水饮症状外，尚有胃热食滞中脘，故除心下悸动、头晕、恶心等症外又伴见嗳气、口臭、口苦、纳呆之象。饮为阴邪，食滞易热，脾虚胃弱，中焦失职，运化失常，是寒热虚实夹杂之证。仲景半夏泻心汤加味能够和胃降逆，调和阴阳，对于寒热错杂证，效果颇佳。方中黄芩、半夏、干姜、甘草辛开温化；用黄芩、黄连、三仙清泄食滞郁热；太子参、藿香、佩兰益气健脾，芳香化浊，使脾健胃舒，运化正常，故悸动可平。

26. 胸痹（心梗）案

刘某，男，54 岁。2001 年 1 月 20 日初诊。

【主诉】心前区疼痛不适 5 年余。

患者曾因陈旧性心肌梗死多次住院治疗，时好时坏。近日来自述胸闷、气短、心前区疼痛，剧烈活动后头痛，欲吐，伴气短乏力，面色青斑，气纳不佳，舌质暗红，有瘀斑，苔白，脉弦细涩。在外院做心电图检查提示：心肌缺血。

【中医诊断】胸痹（心阳不振合并气滞血瘀）。

【治则】益气升阳，活血化瘀，佐以清热解毒，解痉止痛。

【方用】赵氏益气活血解毒汤。

【组成】西洋参15g，麦冬10g，五味子10g，当归15g，毛冬青10g，元参10g，丹参15g，赤芍15g，松香10g，二花15g，桃仁10g，红花10g，甘草6g。

水煎服，日一剂。上方连服10剂，患者自述较前好转，胸闷气短及心前区疼痛明显减轻，面色及口唇青斑消失。二诊继用上方加减，服药30余剂，心电图检查正常，观察一年无复发。

【按】冠心病、心绞痛属于祖国医学"胸痹""心痛"范畴，其发生多与寒邪内侵，饮食不当，情志失调，年老体虚等因素有关。本病主要特征是胸部憋闷疼痛，甚则彻背，气短喘息，不能安卧。其病机为本虚标实，本虚多气血阴阳亏虚；标实多为阴寒、痰浊、血瘀，在治疗上不外于祛邪治标；益气养阴，温通心阳，泄浊祛痰为主，活血化瘀，清热解毒为佐。常用方剂历代医学家各显其能，其中以"瓜蒌薤白白酒汤""瓜蒌薤白半夏汤""血府逐瘀汤"等为代表方剂，以治标；以"左、右归饮""生脉散""参附汤"为代表方剂，以治本。从现代医学研究看，治疗冠心病其本质就是增加心肌收缩力和心脏输出量，降低心肺循环阻力，改善心功能。在临床工作中，赵师采用本方治疗冠心病之心绞痛，有较好的疗效。其中，西洋参、麦冬、五味子、益气养阴；赤芍、丹参、桃仁、红花活血化瘀；元参养阴化瘀；当归养血活血；二花清热解毒；松香行气止痛；方中采用毛冬青，因其味苦，能除火解毒，扩张血管。现代药理学研究显示，毛冬青黄酮苷在离体兔心、在体狗心、狗心肺装置的实验中，能强而持久地增加冠脉流量，在扩张冠脉流量的同时，减少心肌耗氧量，而对心脏的正常活动亦无影响，因而对冠状动脉痉挛和心肌梗死所致的心肌缺氧疗效显著。全方合用有益气养阴、行气止痛、活血化瘀、清热解毒的作用，对该病临床应用行之有效。

27. 眩晕症（椎基底动脉供血不足）案

刘某某，女，60 岁。1996 年 5 月 11 日初诊。

【主诉】眩晕反复发作 5 年余。

曾在西安等多家省级医院诊治，经 CT 检查为椎底动脉供血不足，多次服用中西药治疗，效果不佳，最近症状频发而来本院门诊求治。症见眩晕发作，头稍有转动即眩晕加重，高枕或改变位置眩晕消失，病发时伴恶心呕吐，心悸气短，面色无华，神疲乏力，纳差，舌淡苔白，脉沉细。颈椎拍片：颈 1- 颈 5 椎轻度骨质增生。

【中医辨证】眩晕（气虚血瘀）。

【治则】补中益气，活血化瘀。

【方用】补中益气汤加味。

【组成】黄芪 30g，党参 15g，白术 10g，柴胡 10g，升麻 6g，

当归 12g，菖蒲 10g，菊花 10g，葛根 10g，天麻 10g，丹参 15g，川芎 10g，水蛭 10g，甘草 6g。

水煎服，日一剂。上方服后其症减轻大半，继服上方加减一月有余，其症消失，随访一年未发。

【按】椎底动脉供血不足，眩晕症，为中老年人常见病，多为隐发所致。祖国医学认为是气虚痰盛所致，如《灵枢》所云："上气不足，脑为之不满，耳为之若鸣，头为之苦倾，目为之眩。"《景岳全书》曰："眩晕一症，虚者居其八九，而兼火，兼痰者不过十中一二……"从而说明，眩晕以虚证较多，中老年人脏腑功能日渐衰退，脾胃虚弱，运化功能失常，气血生化之源不足，或大病之后久病不愈，长期劳作，用颈不当，耗伤气血，气血虚则清阳不升，浊阴不降，血虚则肝失所养而肝风内动，血不供于脑，脑失所养继而眩晕。在治疗上应补气益血，健脾益胃，佐以化痰熄风。方中黄芪、党参、白术、当归益气补血，菖蒲、菊花祛风化痰，丹参、水蛭扩张血管，减少血管阻力，化瘀引血，增加脑部血流量，改善微循环，改进脑部供血不足；天麻为养阴滋液、熄风之要药；葛根升阳益气，促使胃气上行，改善基底动脉供血不足；川芎引经上行，使脑部血循其经，诸药合用，共奏补中益气，活血化瘀，熄风通络之功。改善血流量，气血充足，脑部供血不足情况得到缓解，而眩晕诸症消失。

28. 乙脑后遗症案

刘某，女，10 岁。1986 年 1 月 21 日初诊。

【主诉】双下肢萎软，不能行走半年余。

患儿 1985 年夏天患脑炎，外院治疗后仍有两足萎软，不能行走，语言不能等后遗症。就诊时患儿神疲乏力，气短懒言，四肢厥冷，两脚萎软，不能行走，口不能言，气纳不佳。诊察：舌淡苔薄白，脉沉涩。乃痰阻气机，邪留经络，致使营卫不和，气血不通，经脉失养所致。

【中医诊断】痿证（痰瘀互结）。

【治则】益气化痰、活血通络。

【方用】地黄饮子加味。

【组成】党参 15g，白术 10g，云苓 10g，陈皮 10g，半夏 10g，丹参 15g，黄芪 15g，天麻 10g，桃仁 10g，红花 10g，远志 10g，菖蒲 10g，地龙 10g，甘草 6g。

水煎服，日一剂，连服十剂。二诊患者服上方后已能勉强扶持立站，笑时亦有轻微语言出现，食纳增进，精神较前明显好转，继以上方加祛痰开窍之胆南星，服一月后，患者能扶杖行走，语言自如，食纳正常，精神转佳，嘱继服上方 1 月余，以善其后。

【按】乙脑后遗症属中医温病范畴，是外邪入里，病从内生的伏邪温病，患者持续不愈六月有余，经用益气健脾，祛痰通络，醒脑开窍之地黄饮子治疗，其症状明显好转。地黄饮子出于《黄帝内经·素问宣明改方》，主治喑痱证。古人所谓的"喑痱"，"喑"是指舌强不能言，"痱"是指足萎不能用，所以本方治疗乙脑后遗症非常有效。地黄饮子治疗本病，侧重于治本，只有药证合拍，方能起效。

外科验案

1. 脱发案

毋某，男，40 岁。2003 年 9 月 5 日初诊。

【主诉】脱发 1 月余。

患者于 2003 年 8 月突然在 1 周内头发、眉毛、胡须全部脱落，经多方治疗其证未能控制，继则腋毛、阴毛脱落，患者精神压力较大，遂来求诊。就诊时伴头晕耳鸣，腰膝酸软，夜梦遗精等症，舌质红，无苔，脉沉而细数。

【中医诊断】脱发（肝肾不足，阴精亏耗）。

【治则】补肝益肾，养血生发。

【方用】七宝美髯丹加二至丸。

【组成】何首乌 60g，怀牛膝 12g，菟丝子 12g，补骨脂 12g，云苓 10g，当归 12g，枸杞 12g，代赭石（先煎）30g，黑芝麻 30g，女贞子 15g，旱莲草 15g。

经用上方服药 21 帖，头部亦有细发生长，余嘱其用上方加黄芪 30g 做成丸药 1 剂，每次 10g，每日 3 次，连服 3 个月，斑秃消失，眉毛、胡须、腋毛、阴毛均已长出，且由细变粗，由黄变黑，随访痊愈而未曾复发。

【按】头发成圆形或椭圆形斑片样脱落或胡须眉毛均脱落，

伴有头晕耳鸣，智力减退，腰膝酸软，夜梦遗精，滑精，女子月经不调，舌质红，脉细数。祖国医学认为肾为先天之本，内寓元阴元阳，其华在发；肝藏血，主疏泄，肝血足则毛发润泽，肾精充盈则毛发生长，若肝肾精血不足，不能上充于发，则发脱而不长，二者是盛则同盛，衰则同衰，故有"肝肾同源""乙癸同源"之说，故其治疗原则当补肝益肾，方选七宝美髯丹、六味地黄丸、二至丸加减化裁，共效可佳。

2. 疔疮走黄案

李某，女，35 岁。1992 年 3 月 4 日初诊。

【主诉】鼻梁发疔肿 1 周余。

患者鼻部发疔肿，红肿疼痛，自觉不舒，双手不停挤压，致使面部肿痛，头肿疼痛不止，高热不退，体温 38.5℃，精神萎顿，四肢厥冷，外院予抗生素、激素等药治疗，体温虽降，但查血常规：$90 \times 10^9/L$，数次骨穿及血培养无异常。西医诊断为：败血症。察其舌质红，脉弦数。

【中医诊断】疔疮走黄 (热毒内陷)。

【治则】清营凉血，清热解毒。

【方药】清营汤合五味消毒饮加味。

【组成】生地 15g，丹皮 10g，赤芍 10g，知母 10g，生石膏 30g，犀牛角 1.5g，丹参 15g，二花 15g，公英 15g，紫花地丁 15g，连翘 15g，草河车 15g，半枝莲 15g，甘草 6g。

水煎服，日二次。上药服三剂后，身热透降，头面肿痛减轻大半，神静气清，四肢转温，毒疮收敛。继以上方加减五剂后，其症基本痊愈，后以补中益气汤加养阴之药调理半月而愈。后期随访，一如常人。

【按】疔疮走黄一证，属中医温病、疫病、阳斑等范畴。相似于现代医学所称感染性疾病过程中的败血症。本案患者先有疔疮，后因挤压致使毒邪内陷，深入血分，热扰心营，毒发肌肤。在治疗上采用凉血解毒，化瘀止痛。方用清营汤和五味消毒饮治之，使药直入血分，药到病所，体现其清热解毒，化瘀通络之效，由于本案辨证极当，故能一击中的，立竿见影，获效较佳。

3. 男性乳房肥大症案

赵某某，男，58 岁。2007 年 10 月 4 日初诊。

【主诉】左侧乳房包块并疼痛 5 月。

患者于 5 月前因家中琐事，生气郁闷，接着左乳出现核桃大包块，肿胀疼痛，经在宝鸡、西安等地医院行 X 线检查诊断为双侧男性乳腺发育 (即乳房肥大症) 给予他莫昔芬、甲睾素等西药治疗 3 月，疗效不佳，而来本院门诊治疗。就诊时患者精神不佳，情绪郁闷，纳差，左侧乳房疼痛，痛如针刺，可触及一明显包块，右侧无疼痛，但可触及一小包块。查左乳包块有 3cm × 4.5cm，质中，活动度差，包块与乳头粘连，腋下淋巴结 (－)，右乳房可触及 1.5cm × 3cm 包块，质软，与乳头不相粘连，腋下淋巴结 (－)，双乳头无分泌物，舌边淡红，脉弦数。

【中医辨证】乳疬（肝郁化火）。

【治则】疏肝清热。

【方用】赵氏消乳愈风汤加减。

【组成】 丹皮 10g，山栀 6g，当归 12g，白芍 10g，柴胡 10g，白术 10g，云苓 10g，银花 15g，公英 15g，白芷 10g，车前子 10g，防风 10g，甘草 3g。

口服 14 剂，配合外用家传一笔消膏治疗 2 周而愈。

【按】男性乳房肥大症属中医"乳疬"的范畴，发生在乳晕部的半圆形肿块，状如围棋埋于乳晕部。乳疬之病，《疮疡经验全书》曰："乳疬多发于十五六岁女子，乳上只有一核可治，若成三四个则难治。"又如《外科秘录》引岐天师曰："男子乳房忽然臃肿如女人之状"，从而说明男女均可患病。该病多由体质虚弱，肝气郁结，肾脏亏损，痰阻气机所致。对于本患者主要是由于情志不畅，肝气郁结，郁而化火，气机不和，瘀血内阻所致。根据家传经验，赵师常采用赵氏消疬饮加减。该方疏肝理气，清热活血，配合外用膏药直达病所，事半功倍。

4. 皮肤奇痒案

姚某某，男，60 岁。1986 年 3 月 5 日初诊。

【主诉】全身皮肤瘙痒难忍 2 月。

患者在 2 月前，因劳动出汗较多，当晚即感皮肤瘙痒，未曾注意，第二天瘙痒加重，而去当地卫生所诊治，诊断为"过敏性皮炎"，给予口服强的松、扑尔敏等西药治疗三日未效。后到某医院治疗，效果不明显，后多方治疗，曾服中药 50 余剂，但症状仍不缓解，反而加剧，皮肤奇痒难忍，痛苦不堪，致使食纳不佳，精神萎顿，形寒肢冷，慕名求治。查体：患者上身赤膊，身披棉衣，全身皮肤潮红，满布搔抓痕迹，患处渗血及黏液渗出，皮肤按之灼热，触之黏手，全身有腥臭气味。诊察：舌质淡，苔薄白，脉沉缓。观前医所用之方，均为清热、祛风、凉血之剂治疗，余为外受风邪，表里受寒，风毒瘀血内阻所致。

【中医辨证】血风疮（外感毒邪，血虚风燥）。

【治则】温经散寒，祛风止痒，佐以活血化瘀。

【方用】麻黄附子细辛汤加味。

【组成】生麻黄 10g，白附子 10g，北细辛 6g，升麻 6g，蝉衣 6g，刺蒺藜 15g，桃仁 10g，红花 10g，甘草 10g。

开水煎服，日一剂。上方服三剂后，皮肤瘙痒明显好转，夜里亦能安睡，食纳及精神好转，舌红，脉细数。上方加黄芪 30g，当归 15g，川芎 10g，荆芥 10g，防风 10g，连服 10 剂，皮肤瘙痒消失，宣告痊愈，随访一年未发。

【按】皮肤瘙痒一证，多因外感风热毒邪，血虚风燥所致。治疗一般采用清热解毒活血凉血养血，祛风润燥之剂，均可获效。但本例患者年已六旬，气血不足，阳气不充，又因劳作出汗，腠理开泄，风邪、寒邪乘虚而入，郁于腠理，治法本应解表散寒、祛风为上，而前医所用清热凉血，反致病邪入里，闭门留寇。过服寒凉之品，易损伤人之阳气，终成表里俱寒，风热邪毒内阻之证。故以麻黄附子细辛汤温散表里之寒邪；加升麻升阳透表；蝉衣、刺蒺藜祛风止痒；黄芪、当归、川芎益气养血，遵"治风先治血，血行风自灭"之意；甘草调和麻黄、附子、细辛之燥；桃仁、红花活血化瘀。诸药合用，能温经散寒，益气养血，祛风止痒，活血化瘀，从而收到良好的效果。

5. 丘疹性荨麻疹案

赵某某，女，3岁。2011年3月20日初诊。其母代诉。

【主诉】患儿全身反复出现红色斑片块丘疹3月余。

患儿3月来皮肤瘙痒，夜不能眠，烦躁哭闹，遇热或蚊虫叮咬即发作，曾在外院医治，诊断为"丘疹性荨麻疹"，口服西药抗过敏等，外用药治疗，病情时好时发。察其患儿形体肥胖，面色无华，全身皮肤有散在黄豆大之丘疹，部分流水结痂，以四肢为主，纳呆便溏，舌淡苔白。

【中医诊断】瘾疹（温热内蕴，脾失健运）。

【治则】清热利湿，健脾和胃。

【方用】土茯苓合剂加味。

【组成】荆芥6g，防风6g，土茯苓10g，生地6g，丹皮6g，白芍6g，山药6g，黄芩6g，扁豆6g，蝉衣6g，刺蒺藜6g，二花6g，薏仁6g，甘草3g。

水煎服，日一剂，外敷三黄洗剂，一日3～5次。经用上方加减服药六剂后其症减轻，精神转佳，已不哭闹，皮肤大多结痂，瘙痒明显减轻，效不更方，再进五剂，皮疹全部消失痊愈。

【按】丘疹性荨麻疹是婴幼儿时期的过敏性皮肤疾病。中医认为小儿稚阴稚阳，脾常不足，肌肤娇嫩，常因先天禀赋不足或者后天喂养不当，湿热内生，导致脾失健运；或腠理不密，卫外不固，外邪侵入皮肤所致。临床多以清热利湿、祛风止痒治其标，健脾益气治其本。本例患者采用自拟土茯苓合剂，其有健脾益气、清热利湿、祛风止痒之功效，临床用之，故获良效。

6. 乳头溢血案

王某某，女，39 岁。1985 年 4 月 2 日初诊。

【主诉】右侧乳头溢血 3 月。

患者右乳溢血，时作时止，以夜间为甚，3 ~ 5 日发作一次，血色暗淡，用手挤压乳房，亦有少量出血，月经期伴有乳房胀痛，小腹不舒。曾在当地治疗，检查为"右侧乳房导管扩张症"，服药治疗一年有余，疗效不佳，而来本院门诊。见患者形体消瘦，面色灰暗青紫，眼眶黯黑，右侧按压乳头溢血，乳房按之无肿块及压痛。诊察：舌质淡青，脉弦。

【中医诊断】乳衄（肝脾不和，脾不统血）。

【治则】调和肝脾，养血止血。

【方用】四逆散合二至丸加味。

【组方】柴胡 10g，枳壳 10g，白芍 15g，白及 15g，生地 15g，女贞子 15g，旱莲草 15g，丹参 15g，郁金 10g，山药 20g，白茅根 30g，甘草 6g。

水煎服，日一剂。连服半月，患者自述出血止，食纳及精神好转，继服上方加桃仁 10g，红花 10g，白芷 10g，川芎 10g，再服半月，患者面部色泽改善，食纳及精神如常，病去人安。

【按】乳衄即乳房溢血，如清代顾世澄《疡医大全·乳衄门》指出："妇女乳房并不坚肿结核，惟孔窍常流鲜血，此名乳衄。"本症现代医学认为与乳腺导管扩张症、导管内乳头状瘤以及乳房肿瘤等有关。本例患者起病缓慢，且乳房无肿块疼痛，惟有乳头溢血及月经不调，情志不畅，肝气郁结之象。故治疗上采用疏肝理气，调和肝脾，活血止血为大法，方中白芍、柴胡、丹参、郁金疏肝理气，养阴柔肝；白及、白茅根、女贞子、旱莲草凉血止血，滋阴补肾；桃仁、红花活血化瘀，使血循常道；山药健脾固涩，全方合用，初诊血止，二诊精神转佳，面色好转，三诊益气健脾，调理中州，以善其后而愈。

7. 乳腺增生案

王某某，女，26岁。1986年7月13日初诊。

【主诉】右侧乳房肿块3月余。

患者右乳经前肿胀疼痛，经后减轻，曾在某妇幼保健院诊为"乳腺小叶增生"。查体：触右侧乳房外有3cm×4cm肿块，质地柔软，边界不清，皮色外观正常。伴有胸闷气短，情绪激动，失眠纳差。诊察：舌苔边红，脉弦数。

【中医诊断】乳癖（肝郁气滞，心肾不交）。

【治则】疏肝解郁，和营散结，佐以交通心肾。

【方用】柴胡疏肝散加味。

【组成】柴胡12g，枳壳10g，白芍15g，香附10g，陈皮10g，青皮10g，丹参15g，郁金10g，山甲6g，山慈菇15g，丝瓜络 10g，广木香 6g，甘草 6g。

上方患者服用 30 余剂后，食纳及精神如常，乳房肿块消失，随访半年内未再复发。

【按】本证临床比较多见，以中青年妇女为主，乳房肿块每伴随月经周期而改变，常伴有情绪烦躁，心悸失眠等症。中医认为女子乳头属肝，乳房属胃，若情志失畅，肝气不舒，郁于胃中，日久则乳中生癖。正如《外科正宗》所云："多由思虑伤脾，恼怒伤肝，郁结而成也。"方中柴胡、白芍、丹参、郁金、山甲、山慈菇疏肝解郁，活血化瘀，软坚散结；丝瓜络、甘草、广木香理气健脾，调和诸药。全方共奏疏肝解郁，理气和胃，活血化瘀，软坚散结之功，药证合拍，其证自愈。

8.乳腺癌术后案

周某某，女，47 岁。2020 年 8 月 2 日初诊。

【主诉】乳腺癌术后半年。

患者于 2020 年 2 月 16 日在外院行右乳癌改良根治术，术后病理诊断为浸润性导管癌，腋下淋巴结 0／12（＋），雌激素受体（＋），孕激素受体（－），术后化疗 6 次，他莫昔芬内分泌治疗中。现烘热汗出明显（每日 8 次左右），口干明显，左乳偶有胀痛，情绪欠佳，纳尚可，大便偏干，夜寐欠佳；舌红苔薄白略腻，脉细数。

【中医诊断】乳岩术后（痰郁互结，冲任失调）。

【治则】消痰解郁，调补阴阳。

【方用】自拟方解郁化痰汤。

【组方】山慈菇 10g，大贝母 10g，薏苡仁 30g，柴胡 10g，郁金 12g，青皮 15g，仙灵脾 15g，巴戟天 15g，仙茅 15g，知母 10g，黄柏 10g，生地 12g，天花粉 12g，生龙骨 30g，生牡蛎 30g，炙甘草 6g。

14 剂，水煎服，每日一剂。服用 2 周后二诊：烘热汗出较前次数明显减少（每日 2 次左右）、程度亦有减轻，夜寐较前好转，自觉略有脘腹胀满，大便偏干；诊见舌厚腻，脉弦细。原方去青皮，加藿香 15g，佩兰 15g，制大黄 15g。再服 14 剂后烘热出汗、饱胀感等症基本消失，大便通畅。至今随访症情稳定，未见复发、转移。

【按】乳腺癌是女性最常见的恶性肿瘤，是危害女性健康的头号杀手。在中国，乳腺癌发病率居于女性恶性肿瘤第 1 位，死亡率位居第 5 位。痰与郁是乳腺癌致病的两大病理因素，二者可随气的升降转移至其他部位。肿瘤患者术后痰郁的有形部分被祛除，但生痰生郁的内环境依旧存在。如果不加治疗，其生痰环境会继续滋生痰浊，易导致肿瘤的复发或转移。本方解郁化痰，调补阴阳，立法有序，配伍严谨，在针对乳腺肿瘤病因进行治疗的基础上，兼顾改善患者症状。乳腺癌的治疗还应注重既病防变。"见肝之病，知肝传脾，当先实脾"。乳房属于肝经循行之所，故在对乳腺癌术后患者的治疗中，亦会注重对脾胃功能的顾护，常用黄芪、党参、山药、炒麦芽等健脾益胃之品，以达到未病先防、既病防变之目的。笔者在多年临床实践中发现，乳腺癌术后配合中药治疗能降低乳腺癌复发转移率，延长患者的无病生存期。

9. 顽固性鼻衄案

赵某，男，18 岁。2004 年 5 月 25 日初诊

【主诉】患者鼻出血反复发作 1 月余。

患者自述近 1 月来，每日流鼻血 3 ~ 5 次，出血量较多，鼻腔干燥，时感鼻塞，舌干，大便干燥，检查见双侧鼻中隔下方黏膜充血，糜烂，干燥，鼻道内有少量血痂。诊察：舌质红，舌苔薄黄，脉弦数。查血常规提示：血小板计数、凝血时间均无明显异常。

【中医诊断】鼻衄（肺热壅盛，迫血妄行）。

【治则】清热泻肺，凉血止血。

【方用】自拟清肺饮加减。

【组成】桑白皮 15g，黄芩 10g，生地 15g，丹皮 10g，白及 30g，白茅根 30g，知母 10g，石膏 30g，大黄 10g，荷叶 10g，甘草 6g。

水煎服，日二次。服上方 5 剂后，鼻衄方止，再进 5 剂，鼻出血未作，鼻腔亦不干燥，半年后随访，再未出血。

【按】鼻衄属祖国医学"血证"的范畴，其病机各家所论不一，《灵枢·百病始生》曰："阳络伤血外溢，血外溢则衄血。"主要是由于肺胃肝经火旺，迫血妄行，血溢清道而成。从临床角度来看，赵师认为本症发生于鼻，而鼻为肺之外窍，多为肺热壅盛，火热犯肺，使肺失清肃，气逆不降，损伤脉络，血随气逆而出。在治疗上，采用自拟清肺饮加减以清肺泄热，凉血止血。方中桑白皮、生地、丹皮、赤芍、黄芩清肺泄热；白及、白茅根、荷叶凉血止血；石膏、大黄通腑涤热，肺与大肠相表里，使肺经之湿

热经肠道而出，全方合用，共奏清宣肃降，通腑泄热之功，对临床常见鼻衄有较好的治疗作用。

10. 顽固性口疮案

徐某，男，50 岁。1999 年 8 月 15 日初诊。

【主诉】口腔溃疡反复发作 5 年余。

患者自述口唇溃疡五年有余，始用硫磺、维生素 C、牛黄解毒片、红霉素片、阿莫西林胶囊等治疗，病情未减，反增牙痛、牙龈出血、脓肿等症。近年病情反复发作，患者掉牙五颗，屡用清热解毒等治疗无效。诊见下口唇之皮全脱，微肿，色腐白，淡红相间，稍有脓液，昼夜必以软膏外涂，唇则干痛渗血，溢脓增多，每日饭前必须以纸粘护于唇面方可用饭，上唇暗红而干，面黄肌瘦，气短乏力，食少善饥，大便日行 1 次。诊察：舌干，舌边缘齿痕，脉濡缓。

【中医诊断】口疮（中气下陷，浊气上升）。

【治则】温脾升清降浊，解毒化瘀消肿。

【方用】薏苡附子败酱散加减。

【组成】薏苡仁 30g，附子 10g，败酱草 30g，芦荟 10g，青黛 10g，金银花 15g，桔梗 10g，甘草 6g。

开水煎服，每日一剂，分 3 次服，外用三黄洗剂（大黄 15g，黄连 15g，黄柏 15g）外洗。二诊下口唇脓液消失，牙痛齿龈出血、溢脓明显好转，继用上方 3 剂，以善其后。

【按】本案患者口唇溃烂日久不愈，用常法清热解毒药治疗，效果不佳，又增齿龈脓肿，细分析发病原因为脾气下陷，胃污上犯，时隔数载，其证仍然，久病则虚，据此遵《内经》下唇"属脾络胃"之首而易法，用薏仁、附子、桔梗温脾升清降浊；败酱草、芦荟、青黛、金银花清热解毒化痰，以助其清气上升，清气升则浊气降，再用三黄洗剂外用，诸症皆除。

11. 温毒喉痧案

赵某，男，30 岁。2002 年 8 月 14 日初诊。

【主诉】发热伴咽喉肿痛 2 日。

患者平素体质较弱，2 天前反复劳作后汗出受风，初起发冷，次日即发高烧，体温 40℃，遍身出疹紫红，咽喉肿痛，上颚满布脓点，渗出腐烂。伴有恶心呕吐，口渴心烦，饮食困难，神志不清，烦躁难以入眠，舌质红，脉弦细。检查血常规提示：白细胞 25×10^9/L，中性粒细胞 90%。西医诊断为猩红热。

【中医诊断】烂喉痧（温毒内陷，邪入营血）。

【治则】辛凉透表，清营泻热，解毒清里。

【方用】清瘟败毒饮加减。

【组成】生地 15g，连翘 10g，黄芩 10g，黄连 6g，丹皮 10g，知母 10g，元参 12g，葛根 10g，山栀 6g，犀牛角（研细冲服）1.5g，牛黄（研细冲服）0.6g，紫雪丹（温水冲服）6g。

水煎服，外用冰硼散吹于喉内，日三次。上方服三剂，患者神清热定，精神好转，大便稀溏，咽喉疼痛减轻，心不烦躁，喉内无脓性分泌物，舌红脉数。上方减犀角、牛黄、紫雪丹继服五剂，患者症状消失，气纳正常，精神好转，微感口干，身倦纳少，四肢无力，继以清宣肺卫，养阴生津，调理而愈。

【按】温毒喉痧，又名烂喉痧，属中医温热病的范畴。本病发病急，变化快，多由温毒之邪由口鼻而入，侵犯肺胃，咽喉为肺胃之门户，温邪上窜，首先犯肺，故咽喉红肿疼痛，毒热外泄，则皮肤出疹，毒邪内陷阴阳，则高热不退，毒犯心神则神志不清，在治疗上应权衡其轻重缓急，进而辨证施治。本案患者是由温毒内扰，邪犯肺胃，上扰咽喉，毒热溢于肌肤所致。在治疗上，急以大剂清热解毒，清营泻热，凉血透疹，利咽止痛为大法，急则治其标，缓则治其本，内外合法。方中用犀牛角、紫雪丹、牛黄凉血，清心，宁神，透热，使患者邪热得解，疹毒消散，其病自安。

12. 下肢溃疡案（臁疮）

王某某，男，70岁。1981年3月初诊。

【主诉】双下肢溃疡10余年。

患者素有下肢静脉曲张，于10年前冬季涉水割芦苇时，小腿受伤，开始肿胀疼痛，继则胫骨下1/3处出现溃烂，日久不愈，且疮面发紫黑，腐烂至骨。曾在宝鸡、西安等地治疗，溃烂疮面始终不愈，现小腿疼痛，活动受限，精神萎顿，食纳不佳，内科检查如常。专科情况：双下肢小腿呈絮条状，质地较硬，压痛，小腿下1/3至踝部皮色紫暗粗糙，双下肢均有6.4cm×4.3cm之溃疡面，边缘不整，肉芽紫暗，脓性分泌物不多，触之疼痛难忍。舌质红，苔黄腻，脉弦滑。西医诊断为下肢溃疡。

【中医诊断】臁疮（热毒内陷、湿瘀互结）。

本证由涉水受寒，外邪侵入肌肤，日久耗伤气血，致使气血运行不畅，瘀阻经络，久郁化毒，毒蚀肌肤所致。

【治则】益气清热解毒，利湿活血化瘀。

【方用】四妙勇安汤加味。

【组成】黄芪60g，玄参15g，二花15g，公英15g，苍术10g，牛膝10g，薏苡仁30g，黄柏10g，土苓30g，丹参15g，桃仁10g，红花10g，甘草6g。

水煎服，日一剂。外用黄灵丹（家传方）每日一次，以祛腐生肌。上药服一周后，患者自述双下肢疼痛明显减轻，溃疡面缩小，肉芽组织增生，分泌物增多，继以上方加附子6g，再服一周，外用生肌散以生肌长肉。三诊患者疮面基本愈合结痂。继服上方，外用生肌散，一月后随访，患者双下肢全部愈合，恢复正常。

【按】臁疮一病名出自《疮疡经验全书》，该病是由于双下肢静脉血流不畅而继发的慢性溃疡，多见于长期站立、负重以及涉水受寒之人。久站或长期受冷水刺激，致经络瘀阻，气血运行不畅，寒湿之邪乘虚而入。毒邪侵入经络，郁久化热，热盛则肉腐而成溃疡。中医一般将本病分为风湿热毒和肝肾亏损两种类型。风湿热毒多为嗜食辛辣肥甘，湿热内生，复受风寒之邪，侵入肌肤，久瘀化毒，毒蚀肌肤所致。肝肾亏损主要是久病不愈，伤及肝肾，致肝肾阴虚，精血不足，毒滞难消，气血不荣，经络失养，久瘀化热，热伤经络所致。《外科正宗》云："疮疡原是火毒在，经络阻隔气血凝，脏腑失调郁化热，热盛肉腐则为脓"。赵师认为臁疮一证，不论外邪内伤，均离不开热毒外侵及气血凝滞，故治疗上以益气清热，解毒利湿，活血化瘀为大法，外用家传黄灵丹以祛腐，后用生肌散以生肌长肉，内服外用，可获良效。

13. 血痹治验案

王某，女，28 岁。1989 年 3 月 21 日初诊。

【主诉】反复双上肢手指肤色发白冷痛 1 年余。

患者于 1979 年春节前，因用冷水洗衣服时间较久，偶尔遇冷，双上肢手指皮肤发白冷痛，反复发作，天气变化或遇冷时加重，曾在外院治疗，诊断为"雷诺氏症"，治疗后缓解。自今年 1 月以来，天气较冷，患者手指针刺样疼痛明显，发作频频，遂来求诊。症见患者神疲乏力、气短、面色苍白、双手指发凉，肤色发白。诊察：舌淡苔薄白，脉细弱。

【中医诊断】血痹（寒邪入侵，经脉不畅）。

【治则】温阳通脉，散寒祛痛，佐以活血化瘀。

【方药】黄芪桂枝五物汤加味。

【组成】黄芪 60g，桂枝 10g，附子 15g，白芍 15g，当归 15g，细辛 6g，秦艽 12g，威灵仙 15g，防风 10g，桑枝 10g，通草 10g，甘草 10g。

开水煎服，日一剂。经用上方治疗七日后，其症减轻大半，双手指亦不发冷，皮肤色泽变红，精神明显好转，食纳增进。继以上方加桃仁 10g，红花 10g，继服 2 周而愈，随访二年再未发病。

【按】血痹是中医痹症的一种类型，每因寒冷或情绪不稳而诱发，与西医雷诺氏症极为相似。西医治疗，目前多是用抗焦虑药物、神经阻滞剂及血管扩张剂以解除血管痉挛，降低周围血管对寒冷刺激的反应，但均有一定的副作用。中医认为患者素体阳虚，外感寒邪侵袭，致阳气不足，无力推动气血运行致末指供血不足而发病。本病在治疗上，方用《金匮要略》之治疗血痹的黄芪桂枝五物汤治疗，疗效较佳。方中黄芪、当归益气补血；附子、桂枝温阳通经；秦艽、白芍、灵仙、防风、细辛祛风散寒；桃仁、红花活血化瘀、通络止痛；桑枝、通草、甘草引经调和诸药，使药力直达病所。全方合用有益气补血、温阳散寒、祛风通络之功效，药证合拍，故疗效较好。

14. 牙齿冷痛案

赵某某，男，40 岁。1995 年 9 月 21 日初诊。

【主诉】牙齿冷痛 10 月余。

患者自述 1994 年 10 月因房事后感冒，继则牙齿冷痛，夜间吸气时，如冰含口内，曾在外院治疗，疗效不佳，后又出现手足发凉、出冷汗、遗精等症。察其面色少华无泽晦滞，目光少神，形体略胖。经口腔科检查，牙齿无红肿，无脓性分泌物，无龋齿。血尿常规正常。诊察：舌淡，苔薄白，脉沉细。病属寒邪直中少阴，心肾不交所致。

【中医诊断】牙痛（寒凝经络）。

【治则】温经散寒、交通心肾。

【方用】麻黄附子细辛汤加减。

【组成】麻黄 6g，附子 10g，肉桂 6g，黄连 6g，牡蛎 15g，龙骨 15g，细辛 6g，白芷 10g，甘草 6g。

开水煎服，日一剂。患者服上方五剂后，牙齿冷痛减轻大半，手足发凉明显好转，继以上方加白芍 10g，黄芪 30g，桂枝 10g，益气固表，调和诸药，再进五剂。三诊患者精神转佳，面色红润，诸症均消。继以金匮肾气丸坚持服用一月，以巩固疗效。

【按】肾主骨，齿为骨之余，肾之盛衰与齿关系密切，该患者感受风寒，寒邪直中少阴，治之驱寒助阳。方用麻黄附子细辛汤。方中麻黄、桂枝解表散寒；附子、细辛温阳通经；牡蛎、龙骨平肝潜阳；黄连、元桂交通心肾；黄芪益气固表；甘草调和诸药。全方合用共奏解表散寒、温阳通经、平肝潜阳、交通心肾、益气固表之功，药证相符，故病乃除。

15. 腰椎结核案

姚某，女，32 岁。2003 年 5 月 29 日初诊。

【主诉】腰痛 4 年余，加重 3 月。

患者 1999 年负重后，常感腰部不舒，双下肢酸软无力，每逢气候寒冷加重，在当地医院治疗 1 年余，收效不显。2002 年夏，腰部疼痛逐渐加重，第一、二、三腰椎隆起，尤以第三腰椎高凸，于 2003 年元月拍片为"腰椎结核"，建议手术治疗，患者拒绝，后在外院用抗痨药及针灸治疗 21 天，无显效，遂来求诊。就诊时患者呈慢性病容，形体消瘦，精神萎丧，面色无华，畏寒肢冷，下肢麻木，行动受限，肌肉轻度萎缩，关节强直冰冷，大小便失禁，第一、二、三腰椎隆起，第三腰椎高凸如鸡蛋样，压痛明显，局部不红不热，皮色不变。诊察：舌红，苔薄白，脉细濡。此患者以先天不足，气血失和，肾亏络空为本；负重损劳蓄血，阻滞肾俞络脉，痰浊凝聚，日久困皮为标，属阴属虚。

【中医诊断】骨痨（正虚痰凝）。

【治则】温经化痰，补益肝肾。

【方用】阳和汤加味。

【组成】熟地30g，白芥子10g，乳香10g，鹿角胶（另包烊化）10g，麻黄1.5g，甘草6g，附子（先煎）12g，干姜10g，狗脊15g，杜仲15g，牛膝10g，地鳖虫10g，没药10g，黄芪60g，防风10g。

初诊：开水煎服，每7日服药四剂，连服两月，嘱其卧硬床休养，加强营养，并服骨痨散，每日二次，每次10g，早晚温开水冲服。

二诊：患者述自服一剂"骨痨散"后，双下肢微热汗出，疼痛减轻，五剂后，患者双下肢关节及足跟发热疼痛，其家属来院述之，赵师知后继以上方予之。一月后上述症状消失，关节活动自如，已能翻身，食纳增进，二便失禁消失，双下肢肌力增加，视腰椎凸变小如核大，压之微痛，舌淡，脉沉细，上方效佳，故不变方，以原方加入淫羊藿15g，川断15g，桑寄生15g，以温肾强骨，外用"一笔消膏"。

三诊：患者食纳正常，精神转佳，已能站立下床，但不能行走，并诉服药后，咽干、头晕耳鸣，察舌沉质红，脉细数，证属阳虚火动，有伤津液之象，故于前方内减去附子、淫羊藿、防风以油桂代元桂，加辽沙参15g，麦冬10g，草河车15g，以滋养阴液，继服骨痨散。外用展筋定痛散，药物组成：生川乌 10g，生草乌 10g，生半夏 10g，乳香 12g，没药 12g，儿茶 12g，炙马钱子 15g，透骨草 15g，三七 6g，麻黄 15g，共为细末，用陈米醋调成糊状敷于患处，外用红外线灯照射，每日一次，每次 30 分钟。

四诊：近四十余日来，服药 16 剂，内服骨痨散，外用展筋定痛散，腰椎肿结变小如荔枝大小，压之微痛，患者已能扶杖下地行走，唯下楼时双下肢酸软，伴心烦，汗出，身困乏力，头闷。诊其六脉濡数，舌淡中厚腻，乃属暑湿之感。暑为阳邪，其性炎热，易伤津耗气，故汗出口渴，暑多挟湿则头闷不清。因时在暑季，温热香燥之剂有损阳气津液之弊，故停服前方，骨痨散减量，投以东垣清暑益气汤二剂。

五诊：服二剂后，上症消失，近日来患者行动自如，生活亦能自理，每日早晨下楼行走达 3 公里之远，精神饱满，食纳如常，双下肢肌肉恢复正常，视其腰部肿结消失，经 X 线复查，已基本痊愈。察舌淡，苔薄，脉沉细有力，拟人参养荣汤，每周服二剂，连服两周，继用骨痨散以调补气血，益肾壮骨。半年后随访患者，一切正常，已能料理家务，并能参加轻体力劳动。

【按】本病属体虚阴虚之证，病程四载有余，中医认为属"肾俞虚痰"乃气阴两亏之故，证属阴虚流痰，流痰乃阴寒虚证，此证缠绵难愈。患者体虚，负重劳损，蓄血阻腰部络脉，症起腰俞，腰者肾之府，肾亏骨络空虚，风寒之邪乘虚而入。寒凝气滞，痰浊聚结，阻塞血脉则疼痛，湿痰困脾则身重纳差，四肢乏力。脾主肌肉四肢，今脾不用则肌肉萎缩，甚则瘫痪；肾开窍于二阴，为水脏，今肾阴阳俱虚则二便失常；水不涵木，则挛缩强直。故治以温经散寒，化痰通络，益肾壮阳，调补气血，方以阳和汤加味治疗，取效方能如此迅速。

16. 硬皮病案

谢某，女，28 岁。1999 年 8 月 15 日初诊。

【主诉】面部、颈部双上肢皮肤硬如皮带 5 年余。

患者曾在西安诊断为系统性硬皮病，并治疗数年有余，效果不显，病情时好时坏。诊见面部、颈部、四肢皮肤发硬，呈蜡样光泽，深褐色，难以捏起，四肢关节僵直，活动受限，患处无汗，感觉迟钝，并伴胸闷、气短、吞咽困难。心电图提示：心肌轻度受损。上消化道造影提示：肠道蠕动缓慢。诊察：舌质红，苔白，脉沉细。

【中医诊断】肌痹（气血不足，腠理不通，皮腠痹阻）。

【治则】益气活血，调和营卫，活血化瘀。

【方用】益气活血汤加减。

【组成】黄芪 60g，党参 15g，白术 10g，陈皮 10g，柴胡 10g，升麻 3g，当归 15g，丹参 30g，桂枝 10g，白芍 15g，桃仁 10g，红花 10g，全虫 10g，僵蚕 10g，水蛭 10g，穿山甲 [1]6g，麻黄 15g，甘草 6g。

水煎服，日一剂。上药服用半月后，皮肤明显出汗，有潮湿感，皮肤较前柔软。继用上方加减治疗 6 月有余，患者皮肤变软并有

1　穿山甲现已被列为国家一级保护动物，禁止非法捕杀、交易和运输，可用其他药材替代。

弹性，双上肢肌肉亦能提起，面部颈部肌肉知觉明显，面部亦有笑容，皮肤绒毛生长良好，继用上方加减治疗3月有余，患者诸症消失，病情痊愈。

【按】系统性硬皮病属祖国医学"皮痹""肌痹""顽皮"等范畴。其主要病机是风寒诸邪侵入肌肤，凝结腠理，痹阻不通，经络不用，造成津液失布，日久耗伤气血，导致气血亏损，肌腠失养，脉络瘀阻，皮肤顽硬萎缩。故治疗本病应以益气补血，宣肺疏肌，活血化瘀，软坚散结，通络为基本原则。方中运用大量的黄芪、当归益气固表，养血生血；桂枝、白芍调和营卫；丹参、桃仁、红花、水蛭活血化瘀；全虫、僵蚕祛风通络；穿山甲软坚散结；重用麻黄发汗解肌，增加皮肤通透性。全方合用，直中病机，其病乃愈。

17. 掌跖脓疱病案

杨某，女，43岁。2005年8月2日初诊。

【主诉】双手足起红斑疱，脱屑发痒，反复10余年。

患者10余年前手足掌面同时起红色疱疹，轻度发痒，可自行消退，未曾就诊。但此后，经常发作，皮疹较前增多，皮损范围日渐扩大。病之前几年，每逢春季加重，冬季掌面粗糙，脱屑。近几年来，发无定处，瘙痒加剧，外用氟轻松软膏、尿素软膏症状减轻，但停药后其症又发作，西医诊断为掌跖脓疱病。就诊查体：双手掌面皮肤增厚，粗糙，鲜屑较多，皮损部位可见小脓疱散在分布，双跖部可见暗红色斑，散在小脓疱，鲜屑附着，双足外尤为明显。诊察舌质红，苔薄白，脉数。

【中医诊断】疱疮（湿毒壅滞，气虚血瘀）。

【治则】清热解毒凉血，益气化瘀止痒。

【方用】七叶三黄二花汤加减。

【组成】黄芩 10g，黄连 10g，紫草 10g，菊花 10g，丹皮 10g，赤芍 10g，黄芪 15g，生地 15g，刺蒺藜 15g，白鲜皮 15g，七叶一枝花 30g，白及 20g，蝉蜕 6g，甘草 6g。

每日一剂，水煎服，分早晚温服，连服 14 剂。

外用：透骨草 15g，王不留行 30g，五味子 10g，明矾 10g，水煎外洗，每日 2 次。外洗后涂金黄膏。

复诊时，双手掌明显好转，皮屑大部分脱落，双足跖仍有散在暗红色斑，皮肤较粗燥，脱屑减少，无新起疱疹。效不更方，继服药 2 月余，双手掌皮损消失，双足跖红斑消退，略有少量皮屑。临床随访，至今未复发。

【按】掌跖脓疱病属祖国医学"跖疮"范畴。古代医家对此病早有论述，如《医宗金鉴》云："此证生于指掌之中，形如茱萸，两手相对而生。亦有成攒者，起黄白脓疱，痒痛无时，破溃流黄汁水，时好时发，极其疲顽，由风湿客于肤腠而成……"。本病多因风湿热毒客于肌肤所致，赵师认为：红斑为血热外涌之象，斑色暗红为血热之蕴、瘀热内结之故，脓疱时起时伏为热盛化毒，毒热蕴结所致；鲜屑层出不穷，皮损发痒，为毒热伤血，肌肤失养而引起。由于体毒外透，时轻时重，致使本病反复发作，极其顽固。故治疗采用清热解毒凉血，益气化瘀止痛之七叶三黄二花汤加味。外洗方中，取透骨草、王不留行通透肌肤，五味子、明矾收涩肌肤，一通一涩相互制约，以收其功。本病顽固难治，清热解毒、益气化瘀可达病所。但本组药物大多苦寒，久服易伤脾胃，故服药时应注意观察脾胃功能状态，一旦有饮食减少，疲乏无力，舌苔厚腻等症状出现，应即加入健脾调胃之药，顾护正气，祛邪外出，从而达到祛邪不伤正，病退人自安之目的。

18. 重症肌无力案

刘某某，女，30岁。1985年5月26日初诊。

【主诉】双目眼睑下垂，倦沉难睁伴全身无力3年余。

患者自述近3年两眼眼睑下垂，沉重难睁，逐渐加重，全身倦怠无力，气短懒言，动则汗出，情志不舒，活动劳累时上症加重，严重时不能自行走动，需人搀扶。伴有心悸、心慌、烦躁、失眠，每每夜间加重，白天好转。曾在西安医科大学附属医院确诊为"重症肌无力"。经用西药治疗（具体药物不详）时好时坏，遂来求治。就诊时患者两眼眼睑下垂较重，自感头痛目眩，两眼干涩，口苦咽干，纳呆，咽部不适，双上肢麻木无力。诊察舌红，苔薄白微黄，脉弦数。脉诊和参，此乃情志失和，郁久不解，而致肝气郁结，痰气交阻，升降失常所致。

【中医诊断】睑废（肝郁痰凝）。

【治则】疏肝解郁，化痰散结。

【方用】四逆散合二陈汤加味。

【组成】半夏10g，云苓10g，陈皮10g，枳实10g，竹茹10g，柴胡10g，白芍15g，丹参15g，郁金10g，贝母10g，葛根10g，胆星 6g, 甘草 6g。

水煎服，日二次。上方服五剂后，患者自述心悸、心慌、烦躁失眠等症明显好转，头痛、胸闷、纳呆明显减轻。继以上方再进五剂后，患者眼睛已能睁开，眼睑下垂明显好转，出外不需人搀扶，食纳及精神如常。继以上方加川芎 10g, 白芷 10g, 菊花 10g, 生石膏 10g, 再进五剂，患者诸症均除，返回工作岗位。半年后随访，诸疾未犯。

【按】朱丹溪云"气血中和，万病不生，一有怫郁，诸病生焉"，且本病之发病机理乃由于情志失和，肝失疏泄，致气机郁滞，聚而成湿，湿热内阻，聚而成痰，痰阻气机，气滞血阻，经脉不利，累及脏腑而发本病。正如中医前辈岳美中教授所言："情志内伤，往往是多脏腑受累。"木郁土陷，则脾胃功能失常，脾为气血生化之源，脾主肌肉四肢，肉轮亦归于脾，若脾化源不足，则肝失所养，血运不足，致使经脉失养。而本病之特点是病在肌肉，症在无力，治当求本寻源。故方中用柴胡、白芍、丹参、郁金、枳实疏肝解郁，疏通气机；半夏、云苓、陈皮、胆星、贝母、葛根化痰散结，以降逆醒脾；后加白芷、川芎、菊花、生石膏平肝，以升清阳，而诸症均除。

乳腺及妇科验案

1. 更年期综合征案 1

郝某某，女，48 岁。2003 年 3 月 12 日初诊。

【主诉】心悸心慌，烦躁失眠半年有余。

近半年来患者无明显诱因而出现烦躁易怒、心悸失眠、潮热多汗、恐惧易惊、头晕健忘等症，近期症状明显，面部发热、气短乏力、大便干燥等症突出。察其舌边尖红，少津，脉细数。

【中医诊断】绝经前后诸证（心胆气虚，津液不足）。

【治则】滋阴祛火，交通心肾，益气养阴。

【方用】黄连温胆汤加味。

【组成】黄连 6g，元桂 6g，半夏 10g，云苓 10g，陈皮 10g，枳实 10g，竹茹 10g，远志 10g，菖蒲 10g，牡蛎 15g，龙齿 15g，合欢皮 15g，酸枣仁 15g，麦冬 10g，甘草 6g。

上方服六剂后症状明显改善，后以上方加沙参 20g 为主，随证加减，调理半月诸症消失而愈。

【按】更年期综合征男女均可发生，以女性多见。症状多见于闭经前后，是因天癸将竭，任冲亏虚，精血不足所致。初为阴虚火盛，久而久之，阴精亏虚，而为气阴两虚之证。本例患者是气阴两虚，心肾不交。所以临床采用黄连温胆汤加减调理，症状明显改善，药证合拍，效果甚佳。

2. 更年期综合征案 2

兰某，女，48 岁。1998 年 4 月 21 日初诊。

【主诉】潮热汗出伴心烦半年。

患者半年来行经时，潮热面赤，汗出发热，心烦意乱，情志不舒，皮肤有蚁行感，伴有腰膝酸软、耳鸣、烦躁易怒、双目干涩、口干咽燥、失眠健忘、舌红少苔，脉细数。

【中医诊断】绝经前后诸证（肝郁肾亏，阴虚火旺）。

【治则】疏肝解郁，滋阴补肾。

【方药】逍遥散合二至丸加减。

【组成】当归 15g，白芍 12g，柴胡 10g，白术 10g，云苓 10g，远志 10g，菖蒲 10g，黄连 6g，元桂 6g，女贞子 15g，旱莲草 15g，牡蛎 15g，龙齿 15g，生地 15g，枸杞 12g，甘草 6g。

日一剂，水煎服。上药服五剂后患者诸症均减，已不发热出汗、情绪稳定、睡眠较佳、头晕耳鸣、咽干均较前好转。效不更方，继以上方加麦冬 10g，五味子 10g，继服一周，随访诸症消失痊愈。

【按】绝经前后诸证病机复杂，临床表现各异。本病虽与五脏功能失常、阴阳气血失衡有关，但临床以肝郁、肾阴不足者为多见，此为女性生理特点所决定。肾为先天之本，内含元阴元阳，主藏精气。《素问·上古天真论》云："女子七岁，肾气盛，齿更发长；二七而天癸至，任脉通，太冲脉盛，月事以时下，故有子；三七，肾气平均，故真牙生而长极；四七，筋骨坚，发长极，身体盛壮；五七，阳明脉衰，面始焦，发始堕；六七，三阳脉衰于上，面皆焦，发始白；七七，任脉虚，太冲脉衰少，天癸竭，地道不通，故形坏而无子也。"说明肾气充盈与否与女性生长发育与生殖功能有着密不可分的关系。《灵枢·五音五味》曰："妇人之生，有余于气，不足于血，以其数脱血也。"女子因胎产月事数伤于血，致阴血不足，加至七七之年，肾气渐衰，临床中肾阴虚更为突出。且女子以肝为先天，以血为主，以气为用，体阴而用阳，主疏泄而藏血。肾主精，肝主血，精血互化，相互为用。肝肾同源，乙癸同源，肾水不足，则肝失所养，水不涵木。故绝经前后诸证，临床以肝肾阴虚和肝郁气滞为多见。所以，在治疗上滋阴补肾以二至丸为主，疏肝解郁以逍遥散为用。本方中黄连、元桂交通心肾，牡蛎、龙齿、远志安神定志，诸药配合，使肾精得养，肝血得充，气机调畅，肝肾得调，阴阳自和，对绝经前后诸证效果颇佳。

3. 盆腔炎案

沙某某，女，37 岁。1997 年 4 月 1 日初诊。

【主诉】下腹坠痛不适 4 月余，加重 1 周。

患者 1996 年 12 月人工流产后下腹坠痛不适，后因春节劳累，房事不洁，而患盆腔炎。曾在某市妇幼保健院查治，疗效欠佳，其病未彻愈，复因调养不周，致病情缠绵，时轻时重。近来正值月经过后劳累，其证加重，遂来求治。诊见身热恶寒，右下腹疼痛拒按，小腹下坠感，纳差，脘腹胀满，白带量多色黄，有腥臭味，小便黄赤，大便干结。月经先期量多色紫有块，舌质暗红有瘀点，苔黄腻，脉细数。妇科检查：右侧附件成条絮状改变，可触及一囊性包块，活动度差，压痛（++）。B超检查：右侧输卵管增粗，卵巢增大 4cm×5cm，边界不清，实质不均暗区。西医诊断为慢性盆腔炎、卵巢囊肿。

【中医诊断】癥瘕（湿热壅滞，瘀毒内结）。

【治则】清热解毒燥湿，活血散结消肿。

【方用】四妙汤加味。

【组成】苍术 10g，牛膝 10g，薏苡仁 10g，黄柏 10g，金银花 20g，赤芍 10g，当归 10g，红藤 30g，败酱草 30g，没药 10g，乳香 10g，贝母 10g，穿山甲 6g，甘草 6g。

水煎服日二次，嘱禁房事，休息静养。上药服五剂后，其症好转，身热已退，腹痛减轻，包块变小。二诊上方加桃仁 10g，红花 10g，继服 30 余剂，诸症消失，月经正常，B超提示无异常发现，其病痊愈。

【按】患者素体虚弱，人工流产术后胞宫开放，胞脉空虚，加之劳累失于调养，房事不洁，湿热邪毒乘虚入侵。前医治疗不彻，复感邪毒，内外合邪，积聚而成。故在治疗时采用四妙汤清热解毒除湿；当归、赤芍、没药、乳香、桃仁、红花活血祛瘀，散结消肿；贝母、穿山甲溃坚散结；金银花、牛膝、红藤、败酱草增强清热解毒，活血化瘀之功效。全方合用，紧扣病机，故病消除。

4. 室女闭经案

赵某某，女，18岁。1986 年 4 月初诊。

【主诉】月经 3 年未行。

患者自述月经 14 岁来潮，开始月经来无定期，后因升学考试，学习紧张，思虑过度，以致月经经闭不行，食纳不佳，面色萎黄，形体消瘦，毛发稀疏脱落，精神倦怠，腰痛不舒，并伴有畏寒肢冷，大便溏薄，患者遂休学在家。其间曾在外院诊治，诊断为"继发性闭经、贫血"，曾服中西药治疗无效。后去某医科大学附属医院检查，诊断为"下丘脑垂体前叶功能衰退症"，经用黄体酮等雌性激素治疗无效，经人介绍慕名前来求诊。刻下：患者面色无华，头目昏晕，形体消瘦，皮肤干燥，纳谷不香，四肢倦怠无力，毛发脱落，大便溏薄，舌质淡边有齿印，脉沉细无力。

【中医诊断】闭经（脾肾虚弱，瘀血内阻）。

【治则】健脾益胃，活血化瘀。

【方用】自拟健脾补肾方。

【组成】太子参 15g，大熟地 15g，菟丝子 15g，淮山药 20g，陈皮 10g，郁金 10g，黄芪 30g，当归 15g，枸杞 12g，鸡内金 30g，香附 15g，怀牛膝 12g，白术 10g，桃仁 10g，红花 10g，丹参 15g，焦三仙各 10g，甘草 6g。

初诊：水煎服，日一剂，早晚温服。

二诊：服上药 10 剂后，食纳增进，头昏目眩渐减，精神较前明显好转，大小便正常，月经未行。舌质淡红，脉沉细。继以上方加仙灵脾 15g，鹿角胶 15g，桂枝 10g，继服 10 剂。

三诊：服药后食纳转佳，精神如常，头目昏晕消失，形体较前有力，毛发亦不脱落，皮肤湿润不干，继服上方 10 剂。

服上药后患者无头目昏晕，食纳及精神如常，体态较前丰满，毛发生长，月经来潮，量不多，色黑有块，继以上方加减服用30余剂，以固其效。随访此后月经按期来潮，复学读书，诸症皆平。

【按】本病乃脾肾亏虚，气血生化之源不足而致瘀血内阻，月事不下，故治疗以健脾补肾，温阳益气，佐以活血化瘀。重用血肉有情之品，补精助阳，温滋其经，使气行血行，血海气血充盈。方中重用鸡内金、香附，尤其妙用。正如张锡纯《医学衷中参西录》中所言："凡虚劳之证，其经络多瘀滞，加鸡内金于滋补药中，以化其经络之瘀滞，而病始可愈，至以治室女月信一次未见者，尤为要药。盖以能助归芍以通经，又能助健补脾胃之药，多进饮食以生血也。"香附乃"气病之总司，女科之主帅"，有理气通经之功用。全方合用，使脾气旺，肾气实，气血旺，血海充盈，气血调和，故月事正常，其病乃愈。

5. 外阴瘙痒症案

徐某某，女，40岁。1989年3月11日初诊。

【主诉】外阴瘙痒伴白带量多5年余。

患者曾在某医院妇科诊断为"滴虫性阴道炎"，经口服外用药治疗，虽有缓解，但常反复发作。近一月来，阴痒难忍，心烦意乱，坐立不安，阴部灼热疼痛，伴有尿频尿痛，白带色黄量多，气味腥臭，遂来求诊。检查：外阴及腹股沟有暗红色皮疹，外阴水肿，有少量渗出性黏液。诊察：舌红，苔黄腻，脉弦数。证属肝毒湿热郁结，湿毒聚集下焦所致。

【中医诊断】带下病（湿热下注）。

【治则】清热利湿解毒，佐以活血化瘀，祛风止痒。

【方用】萆薢渗湿汤加味。

【组成】土茯苓 30g，薏苡仁 30g，萆薢 30g，苦参 30g，蛇床子 15g，地肤子 15g，白鲜皮 15g，苦楝皮 15g，苍术 10g，黄柏 10g，百部 15，甘草 6g。

经用本方加减服用半月有余，患者外阴瘙痒及皮疹消失，经检查临床体征消失痊愈，随访半年而未复发。

【按】外阴瘙痒是妇科病常见症状，属祖国医学"阴痒""带下"范畴。《医宗金鉴·妇科心法要诀》曰："妇人阴痒，多因湿生虫。"《女科经纶》云："妇人阴痒，多属虫蚀所为，始因湿热不已……亦有房室过伤，以致热壅，故作肿痒内痛，外为便毒，莫不由欲事伤损所致。"其病因病机多因忽视卫生，房事不洁，外感毒邪虫蚀，或久居阴湿之地，湿邪郁久化热，湿热下注，客于阴户；或素体肝肾阴虚，老年体弱，精血亏损，血虚生风化燥而致阴痒。在治疗上运用清热利湿，祛风止痒，杀虫解毒之萆薢渗湿汤加味。方中苍术、牛膝、薏苡仁、黄柏、萆薢除肝胆郁热，清下焦湿热；土茯苓、蛇床子、地肤子、白鲜皮、苦参清热解毒，燥湿止痒；苦楝皮、百部杀虫。诸药合用，全方共奏清热解毒，祛风止痒，利湿除热，杀虫燥湿之功。

6. 原发性痛经案

赵某某，女，22岁。1999年4月15日初诊。

【主诉】经前经期小腹疼痛5年余，加重3月。

患者自16岁月经初潮起，每逢经期小腹冷痛，难以忍受。严重时需到医院打止痛针，方可缓解。近3月来症状加重，逢经期冷汗淋漓，四肢发冷，月经量少，色紫暗，有血块。B超检查未见病理性改变。诊察：舌淡质紫暗，脉沉涩。

【中医诊断】痛经（寒凝血瘀）。

【治则】温经散寒、活血化瘀。

【方用】少腹逐瘀汤加味。

【组成】当归12g，川芎10g，赤芍10g，干姜10g，小茴香10g，元胡10g，没药10g，川楝子10g，五灵脂10g，蒲黄10g，元桂6g，香附10g，益母草10g，甘草6g。

水煎服，日一剂，连服五剂后，其症立减。嘱其继服上方，连服3月。患者经期小腹冷痛立止。全身症状缓解，经量中等，无血块，经行正常。嘱其服用乌鸡白凤丸2月，以善其后。

【按】原发性痛经，多发于青春期少女。临床上以经前及经期疼痛为主症。多因脏腑功能失调，气血运行不畅，胞脉受阻所致。本例患者因寒湿阻滞，气血不畅，经脉不通。故用少腹逐瘀汤加味。方中当归、川芎、赤芍活血引经；五灵脂、蒲黄、元胡、没药活血化瘀止痛；干姜、小茴香、香附、益母草温经散寒、疏肝理气；甘草调和诸药。药证相符，故疗效益彰。根据临床观察，赵师认为原发性痛经多由于先天禀赋不足，任冲亏损，体虚是本，经痛是标。治疗上根据古人经验，"若欲通之、必先充之"，气血充足，经脉充盈则运行无阻，通则不痛，先用少腹逐瘀汤温经散寒止痛，以治其标，后用乌鸡白凤丸调补于先天，以治其本，标本兼治，其症自愈。